PARKINSON À 30 ANS

Leduc s'engage pour une fabrication écoresponsable!
« Des livres pour mieux vivre », c'est la devise de notre maison. Et vivre mieux, c'est vivre en impactant positivement le monde qui nous entoure! C'est pourquoi nous avons fait le choix de l'écoresponsabilité. Un livre écoresponsable, c'est une impression respectueuse de l'environnement, un papier issu de forêts gérées durablement (papier FSC® ou PEFC), un nombre de kilomètres limité avant d'arriver dans vos mains (90 % de nos livres sont imprimés en Europe, et 40 % en France), un format optimisé pour éviter la gâche papier et un tirage ajusté pour minimiser le pilon! Pour en savoir plus, rendez-vous sur notre site.

Avec la collaboration de Margot Tocane
Conseil éditorial : Emmanuelle Ribes
Édition : Camille Le Dain
Relecture : Audrey Peuportier
Maquette : Ma petite FaB – Laurent Grolleau
Design de couverture : Emmanuelle Audebrand
Photographie de couverture : © Fabien Garou

76, boulevard Pasteur
75015 Paris
ISBN : 979-10-285-3359-5

GUILLAUME BRACHET
Pharmacien-chercheur

PRÉFACE DE JEAN-LOUIS DUFLOUX
président de France Parkinson

PARKINSON À 30 ANS

La course contre la montre d'un jeune pharmacien pour trouver un traitement révolutionnaire

LEDUC

À Marie. Mon premier soutien, mon mécène, mon amie, mon garde-fou, en plus d'être ma femme.

À ma merveilleuse grande fille, Émilie.

Je vous aime de tout mon cœur.

SOMMAIRE

PRÉFACE

1066. Guillaume le Conquérant, duc de Normandie, part en drakkar et traverse la Manche, à l'assaut de l'Angleterre.

2022. Guillaume le Chercheur, pharmacien tourangeau, part en kayak remonter la Loire pour défier sir Parkinson. Pour le premier, l'histoire est écrite. Pour le second, elle est en marche. Du moins, c'est le souhait le plus cher de millions de personnes dans le monde atteintes de cette pathologie. Car, si la combinaison de molécules qu'il a repositionnée pouvait ralentir ou stopper la progression de ce mal, l'impossible s'effacerait devant l'espoir.

Mais pourquoi un jeune pharmacien de 35 ans pourrait-il trouver, seul, la clé d'un mystère que des dizaines d'équipes de chercheurs n'ont pas su éclaircir jusqu'alors ? Trois raisons me viennent immédiatement à l'esprit.

La première touche à son histoire. Frappé à 29 ans, son point commun avec Michael J. Fox comme il aime à le préciser, il a perdu très jeune son sentiment d'éternité. Il connaît la valeur du temps. Son bien le plus précieux.

Un sentiment d'urgence qui le pousse à se dépasser et lui ouvre des raccourcis que d'autres ne voient pas.

La deuxième tire parti de la révolution de l'accès à l'information. Guillaume appartient à une génération pour laquelle le partage de connaissances est naturel, organisé et pléthorique. Il a pu ainsi pleinement profiter du savoir d'autrui et capitaliser sur l'expérience de toutes les pistes explorées jusque-là, pour ne retenir que celles qu'il juge les plus pertinentes. Une forme de syncrétisme scientifique que lui autorisent son intelligence, sa curiosité, sa créativité, qui n'altère pourtant jamais sa capacité d'écoute et de remise en question.

La troisième a trait à sa personnalité. Brillante et équilibrée tout à la fois ; étayée par une volonté indestructible et une énergie inoxydable qui le portent au bout de lui-même. Guillaume est opiniâtre, sérieux, travailleur, sans jamais se départir d'un humour et d'une dérision à toute épreuve qui emporte l'adhésion de ceux qu'il entraîne dans son sillage.

Guillaume a conscience des espoirs qu'il suscite. Toute découverte porte sa part d'incertitude, y compris le risque d'échouer. Guillaume le sait mieux qu'aucun autre.

Mais, au fil des pages, en parcourant l'épopée nautique du chercheur conquérant, je me prends pourtant à rêver de symptômes apaisés.

Que l'histoire serait belle !

Jean-Louis Dufloux,
France Parkinson

PROLOGUE

« Y a-t-il un médecin, un infirmier, un secouriste parmi vous ? »

Je regarde Alex. Nous nous levons et nous emboîtons le pas à la serveuse visiblement paniquée. Elle nous conduit sous un porche à l'arrière du bar, à côté de la terrasse du restaurant où nous déjeunons avec des amis de toujours. Un homme est étendu par terre, le visage détrempé. La soixantaine, grisonnant. Livide mais conscient. Un autre homme, même tranche d'âge, est déjà accroupi à côté de lui, au téléphone avec les secours. Pas besoin de longues explications. Nous le « bilantons » rapidement. Pouls filant, y compris à la carotide. Infarctus massif, étonnant qu'il soit encore conscient... Le cerveau ne reçoit pourtant qu'une fraction de l'oxygène qu'il devrait, la situation est grave et urgente. L'homme accroupi me passe le téléphone pour transmettre les informations au médecin de la régulation pendant qu'Alex défait le trio col-cravate-ceinture pour anticiper ce qui ne va pas manquer d'arriver, la réanimation cardio-pulmonaire.

« Laissez-moi, je veux juste dormir un peu. Laissez-moi dormir. »

L'homme à terre nous parle dans un souffle. Son ami est affolé, je lui demande d'aller se poster au-dehors pour faciliter l'arrivée des secours médicalisés qui sont en route. Pour éviter surtout qu'il ne gêne si nous devons commencer la réanimation avant que les secours ne soient là. Les pompiers arrivent quelques instants plus tard, suivis de quelques minutes par le Smur. Nous transmettons au plus vite nos dernières observations et laissons le champ libre pour l'intervention des professionnels. Nous retournons, un peu secoués, à notre terrasse.

Sous l'effet de l'adrénaline, je tremble un peu de la main gauche. On m'en a déjà fait plusieurs fois la remarque, de ces petits mouvements incontrôlés. Je suis un jeune papa de 29 ans, ma fille a 18 mois et comme je suis droitier, je la porte avec mon bras gauche. Qui tétanise, à force, c'est normal. Enfin, jusqu'à présent, c'est ce que je me dis.

Le patron du bar ne survivra pas à son infarctus. Malgré l'intervention successive des premiers secours, des pompiers et du service de médecine d'urgence-réanimation. Aujourd'hui, j'ai vu un homme de l'âge de mes parents vivre ses derniers moments. Il faut que je prenne rendez-vous avec ma généraliste.

Chapitre 1

IL FAUT QUE JE CONSULTE

Nous sommes en mai 2018. Sur la place de la Résistance, à Tours, un homme vient de faire un infarctus massif, et il y est resté. C'était une figure locale, le patron de plusieurs restaurants. Et je l'ignore alors, mais c'était un proche de la famille d'un couple d'amis qui déjeune en terrasse avec nous ce jour-là. Nous ne connaissons pas son nom, nous ne faisons donc pas le rapprochement avec eux en retournant nous installer à notre table après l'arrivée de l'ambulance. Il faut dire qu'Alex et moi sommes très remués par ce qui vient de se passer et que nous changeons rapidement de sujet pour revenir à des conversations plus légères…

Ces amis se marient quelques semaines plus tard et c'est pendant cette soirée que je réalise leur lien avec le patron du restaurant, quand plusieurs invités viennent me trouver tour à tour.

« Est-ce qu'il a souffert ? », « Comment ça a pu arriver ? », « Qu'est-ce que tu as pu faire ? », « Les secours sont-ils arrivés assez vite ? » Les questions qui me sont posées sont celles de personnes endeuillées, inquiètes des derniers instants de leur ami. C'était la première fois, en dix ans de secourisme, ayant vécu des interventions de gravité variable, mais en moyenne très modeste, qu'une personne dont je m'étais brièvement occupé en attendant l'arrivée des secours ne survivait pas... J'en suis encore chamboulé, et probablement un peu sur la défensive en répondant à leurs questions. Revenir sur ce drame au beau milieu d'une fête pleine de joie me laisse des émotions aussi intenses que contrastées. Et ça se ressent, dans le discours que je fais en ma qualité de témoin du marié, au cours duquel mes notes tremblent devant mes yeux. Le stress, certainement. Et le bonheur de voir mon meilleur ami se marier.

C'est fou ce qu'on peut se bercer d'illusions.

Pourtant, ça ne me ressemble pas. Je suis passionné de sciences naturelles et d'argumentation scientifique, tout dans mon parcours et dans mes centres d'intérêt me pousse à regarder les choses en face et à les analyser avec lucidité... On dit souvent de moi que je suis un esprit froid, analytique. « Cartésien », même, ce que je n'approuve pas totalement. Descartes était croyant et cherchait à prouver rationnellement l'existence de Dieu, il avait ce biais au cœur de ses raisonnements. Je suis plutôt de l'école scientiste. Je ne crois que ce qui fait l'unanimité dans les travaux issus de la méthode scientifique. Cette bonne vieille école, avec son inertie, ses contradictions, ses attitudes posturales, ses guerres de clocher, ses modes et ses écueils, reste ce que l'humain a produit de plus fiable pour accéder à la connaissance, et avec le temps et les progrès technologiques, peu de mystères lui résistent. Je ne dis pas que nous savons ni ne saurons tout, il reste tant à découvrir ! Je pense simplement qu'avec suffisamment de temps, nous pouvons imaginer tendre vers une compréhension quasi exhaustive des mécanismes de la biologie et de la santé humaine, notamment. C'est une croyance, j'en suis conscient. À ce titre, elle pourrait en valoir d'autres, mais elle reste la moins farfelue, selon moi.

Je découvre tardivement mais avec intérêt la zététique, cette discipline étudiant rationnellement les phénomènes présentés comme paranormaux, prenant ses racines dans la philosophie antique, et son essor dans la lutte face aux fausses informations diffusées par les marchands de peur qui se multiplient sur Internet, les antiscience et autres charlatans 2.0. Je m'y forme à partir de 2016 en écoutant en rediffusion à la demande le cours introductif du zététicien et didacticien des sciences Richard Monvoisin. C'est un enseignant du Collectif de recherche transdisciplinaire esprit critique & sciences, « Cortecs » pour les intimes, que son désintéressement a en effet poussé à mettre en ligne, à la disposition de tous, ses excellents cours magistraux dispensés à l'université de Grenoble. Pour ma plus grande satisfaction. « Zététique et autodéfense intellectuelle » : programme passionnant et stimulant qui me permet de découvrir l'existence du pastafarisme, cette religion initialement parodique s'opposant à l'enseignement du créationnisme dans les écoles publiques, ou celle de l'analogie de la grande théière céleste, qui doit bien exister puisque nul n'est capable de prouver l'inverse ! Ces cours sont destinés aux futurs enseignants qui veulent acquérir une bonne « hygiène préventive du jugement », selon les mots de Richard Monvoisin, et cela va exactement dans la direction que je recherche.

C'est à peu près à la même époque d'ailleurs que je me frotte à des associations antiscience, et que les choses finissent par aller trop loin. Je passe alors des après-midi entiers à participer à des pages d'information scientifiques sur les réseaux, comme à celle de l'excellente équipe de « Vaccins France : Informations & Discussions » sur Facebook. Les questionnements, le plus souvent sincères, de parents inquiets à cause de la circulation de fausses informations y sont recueillis et des bénévoles commentent, sources à l'appui, pour tenter de leur apporter les réponses qu'ils attendent. Je vais parfois jusqu'à me rendre sur les sites qui diffusent les inepties à l'origine de ces angoisses parentales, d'abord avec ma vraie identité (pourquoi donc aurais-je peur d'argumenter de façon dépassionnée ?). Jusqu'à ce que mon CV et mes coordonnées soient publiés sur un de ces sites, avec des appels à la haine… Je suis amené à porter plainte pour exiger le retrait de mes informations personnelles du site, et ça me refroidit pas mal. Le gendarme qui reçoit ma plainte m'exhorte à abandonner cette activité, mais il me faut encore quelques mois d'entêtement sous pseudonyme pour me rendre compte et me persuader intimement, que nous pissons tous ensemble dans un gigantesque violoncelle et que mon temps libre peut être plus utile ailleurs.

Je suis alors pharmacien, docteur ès sciences, enseignant d'immunologie, de vaccinologie et de biotechnologies dans différentes structures et facultés : à Tours, je dispense quelques cours dans les facultés de médecine et de sciences, ainsi qu'à l'école de sages-femmes et à l'IUT. J'enseigne aussi à l'IUT de Nantes et effectue même une petite intervention à l'université de Groningen aux Pays-Bas. Mes journées tournent autour de la transmission, des sciences de la vie et de la santé, de l'objectivité et de la lucidité nécessaires à ces domaines de réflexion et de recherche. Je pense, je mange, je dors « précision, sources, doute ». C'est bien beau.

Tant qu'il ne s'agit pas de moi. Parce que le cordonnier est toujours le plus mal chaussé, c'est bien connu, et qu'à moins d'avoir une raison (une raison évidente et objective) d'opérer tout ce beau travail de recherche sur nous-mêmes, nous restons hermétiques à nos propres mystères. Et faire l'autruche est un mécanisme d'autopréservation qui peut s'avérer bien délétère, notamment pour ce qui touche à notre santé.

La puissance de l'esprit humain est phénoménale. C'est peut-être lorsqu'on est persuadé d'être parfaitement immunisé contre un biais qu'on y est le plus sensible. Peut-être parce que notre attention s'est endormie, notre garde abaissée, notre raison mobilisée ailleurs. Cela fait en effet quelque temps déjà que ma main gauche forme spontanément une pince le matin ; le bout de mon pouce et celui de mon index se touchent, sans que je le veuille. J'y prête occasionnellement attention, notamment lorsque j'amène ma fille à la crèche ; je m'amuse même à laisser mes doigts se rejoindre, comme un jeu. Mais au fond, la persistance de ce phénomène m'inquiète. Je sens bien que quelque chose se passe, ou évolue.

Mais comment ne pas justifier tout ça par l'intensité de la période de transition que je traverse alors ? Ma carrière hospitalière universitaire, pour commencer, est en plein chamboulement. Je suis à ce moment-là assistant hospitalier universitaire, *ahachu* comme ça se dit dans les *céhachus*, c'est-à-dire maître de conférences universitaire et praticien hospitalier, mais contractuel. Je n'ai pas encore de poste fixe. Je suis pressenti pour en obtenir un de MCUPH, grâce à un poste de transition de type PHU, tout en rapatriant ma valence universitaire sur la fac de pharma puisque mon poste d'AHU en médecine doit évoluer à la suite de la nomination d'un médecin au rang de professeur des universités. Toutes ces transformations se font sur une échelle de temps dite « universitaire », à mi-chemin entre une échelle géologique et une échelle plus séculaire, et nécessitent beaucoup de soutien politique et de coordination entre la faculté et l'hôpital. Ainsi qu'un parfait alignement de Vénus et Saturne un soir de nouvelle lune… Finalement, il s'avère que ce poste qui m'attendait n'est libre que sur le versant universitaire et ne me permettrait pas d'exercer à l'hôpital. Une de mes collègues et amies le brigue, je décline donc, ce qui me vaut les foudres de la doyenne de la fac. Je me suis grillé, c'est le mot… Il ne me reste que deux ans de contrat pour préparer ma sortie et me tricoter d'une seule pelote un bas de laine et un parachute. Je m'inscris dans un Pépite[1], un incubateur destiné aux étudiants-entrepreneurs, pour leur apprendre les fondamentaux de l'entrepreneuriat. Nous sommes alors en 2018, quelques semaines avant de connaître mon diagnostic de Parkinson.

Ces remous et questionnements professionnels ont lieu tandis que sur un plan plus personnel, nous sommes en pleine construction d'un nouvel équilibre familial. Notre petite fille est encore un bébé, elle apprend à marcher, touche à tout, attrape tout ce qui passe à sa portée, des boucles d'oreilles jusqu'aux virus saisonniers qui circulent à la crèche, dort plus ou moins bien… Je passe des heures à rebondir avec elle sur un ballon de gym, pour apaiser ses coliques, en écoutant les Dropkick Murphys. Le punk celtique, il n'y a que ça pour calmer la graine de métalleux qu'on m'a filée en guise de bébé. Les cuisses m'en brûlent encore. Je la réveille bien involontairement, parfois aussi, après des heures dans les bras, en m'effondrant de sommeil sur Sophie la girafe. Pouic.

Et au milieu de ce quotidien bien chargé, j'occulte les signes. Tout comme j'occulte les remarques de mes collègues de l'équipe de recherche universitaire qui trouvent mes déplacements lents. Nous sommes au beau milieu d'un déménagement d'un bâtiment à l'autre, pendant des travaux de rénovation à la faculté de médecine de Tours, et on me demande à plusieurs reprises pourquoi

1. Les Pépite, ou « Pôles étudiants pour l'innovation, le transfert et l'entrepreneuriat » sont une initiative du ministère de l'Enseignement supérieur et de la Recherche.

je mets autant de temps à faire mes cartons… J'occulte des remarques similaires faites sous forme de compliments sur ma « gestuelle élégante ». J'occulte ce que j'appelle ma « crampe des 4 500 m », qui devient systématique pendant les championnats de France de nage avec palmes en longue distance auxquels je participe entre 2013 et 2015, cette raideur de la jambe gauche qui me gêne sur quelques centaines de mètres avant de céder spontanément.

Je glisse tout sous le tapis d'un grand coup de balai.

Rétrospectivement, il paraît clair que tout ça constitue alors un tout homogène relatif à l'installation de la maladie. Qu'il y a des signes cohérents, des manifestations dont l'évidence ne m'aurait pas échappé chez un autre que moi, eussé-je mieux connu les différents symptômes compatibles avec la maladie de Parkinson… Et pendant que je me traîne, une bonne moitié des neurones fabriquant la dopamine dans des parties de mon cerveau dédiées à faciliter le mouvement, comme le striatum ou les noyaux gris centraux, se dépeuplent à bas bruit. Mes neurones dopaminergiques[2] claquent les uns après les autres, là-haut. Et le reste de la cavalerie commence à tirer la langue à force de devoir compenser. C'est ça qui finit par rendre visible ce drame qui se joue en silence dans les profondeurs de ma boîte crânienne de jeune papa et mari de 29 ans, promis apparemment à un futur

2. Ceux qui fabriquent la dopamine, connue notamment pour être l'hormone du plaisir, mais qui, dans certaines zones du cerveau concernées ici, a aussi un rôle de facilitateur du mouvement.

radieux. Mais la vie réserve des surprises, et peut-être faut-il aussi se montrer sensible à quelques signes, qu'ils ne soient que des coïncidences ou plus que ça. Remué par le décès brutal du patron du restaurant pour lequel je n'ai rien pu faire, et poussé aussi par la multiplication de ces gestes que je ne maîtrise plus toujours autant que je le voudrais, je me décide à appeler mon médecin traitant.

Chapitre 2

UNE FUITE DANS LA COQUE

Les débuts insidieux de la maladie

D'où viennent les quelques millilitres d'eau au fond de mon bateau ? Est-ce de la pluie ? Ou des éclaboussures que font les rames ? Est-ce que la coque manque d'étanchéité, ou est-elle percée ? Et est-ce que l'on se pose vraiment toutes ces questions tant que le bateau continue à glisser sur l'eau sans la moindre gêne ?

Un peu d'eau dans le fond d'un bateau, en effet, ce n'est rien. Ou pas grand-chose. Et dans les premiers temps, en dessous d'un certain volume, personne même n'y prête attention. Prenez un bateau à rames, avec dix pagayeurs dedans. Mettez-les tous à ramer en cadence, le bateau avance normalement. Imaginez maintenant qu'un verre d'eau soit versé dans le bateau. À l'échelle d'un bateau de dix personnes, ça ne fera pas la moindre différence, l'effet est négligeable. Et d'ailleurs il est négligé. Personne ne s'en soucie.

C'est exactement ce qu'il se passe dans les premiers temps de la maladie de Parkinson, et probablement de bien d'autres maladies dites neuro-évolutives. Une longue phase, dite « prodromique », asymptomatique, c'est-à-dire sans aucun signe clinique, précède la maladie. Au cours de cette phase, ce sont des dizaines de verres d'eau qui sont renversés un par un dans l'embarcation, jusqu'à ce que ça commence à se ressentir sur le rythme du bateau.

Imaginons que l'un des pagayeurs le remarque, s'arrête de ramer pour écoper, tenter de retirer toute cette eau du bateau. Il est encore dans le bateau, mais il n'aide plus ses camarades à avancer, il tente juste de maintenir l'embarcation à flot. Lorsque le niveau d'eau devient trop important, un autre rameur pose sa rame pour se mettre à écoper lui aussi. Puis un troisième, un quatrième. Tant que les rameurs restants arrivent à compenser le ralentissement en augmentant la cadence et leur effort, personne ne voit la différence depuis la berge.

Mais vient le moment où quelqu'un observe, non pas que la barque est un peu lente, mais qu'elle ralentit. Le moment où la modification de sa vitesse devient observable pour qui est présent régulièrement. Même depuis la rive, c'est évident. C'est là qu'il est enfin possible de diagnostiquer le problème. Il devient clair qu'il est urgent d'inspecter l'état de la coque.

La maladie de Parkinson est une maladie dont les symptômes s'installent discrètement et sont très peu spécifiques. Il y a d'abord et surtout la lenteur au mouvement, commune à tous les malades puisque c'est une maladie qui entrave le mouvement au niveau de sa phase d'initiation. Elle touche en premier lieu des structures du cerveau qui facilitent le mouvement. Lorsque celles-ci sont atteintes, c'est l'activité du globus pallidus, un centre qui lui inhibe le mouvement, qui devient dominante. Vous tentez de faire avancer une voiture en démarrant en troisième, frein à main serré. Résultat, le mouvement est rendu difficile. C'est ce qui provoque la lenteur, la rigidité et les blocages ressentis par les malades. Les tremblements, eux, ne sont en revanche pas systématiques, ils touchent à peu près 70 % des patients. C'est pourtant le symptôme que l'on retrouve le plus dans l'imaginaire collectif quand on parle de la maladie. Demandez à quelqu'un ce que fait Parkinson, il lèvera ses mains et les fera trembler… C'est aussi essentiellement une maladie de sujet âgé : à l'époque où la question se pose pour moi, les chiffres sont éloquents : seuls 15 % des patients ont alors moins de 65 ans[3]. Et l'on parle de début précoce pour des patients qui ont la quarantaine. Ceux-ci traversent fréquemment ce qu'on appelle une « période d'errance diagnostique ». Cela veut dire qu'on met du temps à poser le diagnostic de la maladie, parce que l'âge du patient fait que l'on

3. Ce seuil de 65 ans pour évoquer un « sujet âgé » a été déterminé par l'OMS, selon les données générées entre 2016 et 2020 par Santé publique France. Elles sont accessibles ici : « Maladie de Parkinson : quelle évolution entre 2016 et 2020 ? » (santepubliquefrance.fr). Ces chiffres ont évolué depuis.

ne pense pas immédiatement à cette pathologie ; au contraire, cet âge pourrait même pousser les médecins à en évacuer d'abord la possibilité. Alors avec mes tout jeunes 29 ans…

La chance que j'ai dans mon malheur, c'est que ma généraliste peut me recevoir dès son retour de vacances, en septembre, et au contraire inclut très vite cette hypothèse parmi les différents troubles pouvant être la cause de mes symptômes. Même si elle ne prononce pas le mot qui fâche pendant la consultation et tourne autour sans trop m'en dire. Il faut reconnaître que la situation n'est pas classique, ni évidente. Isabelle est une copine, on se connaît très bien, et depuis longtemps. Elle me suit depuis le début de mes études à Tours, ça fait donc plus de quinze ans. Elle a nagé dans le même club de nage avec palmes que moi, à Saint-Avertin ; nous avons assisté aux mêmes dégustations de vin à la cave qui se trouve à 500 m de la piscine en question… J'étais jusque-là un patient sans histoires.

Une fois dans son cabinet, elle me pose quelques questions rapides sur d'éventuelles prises de médicaments dont elle n'aurait pas connaissance. Je lui parle de cette pince qui se forme spontanément à ma main gauche, de la dextérité et de l'habilité qui semblent vraiment m'abandonner ces temps-ci. Au point parfois que je dois m'aider de la main droite pour attraper ma fourchette…

Elle me fait faire les petites marionnettes avec les mains. « Plus vite, allez. Plus vite ! » Mais, effectivement, ça bloque un peu à gauche… Au bout de cinq minutes à peine, elle me dit simplement qu'elle va me faire un courrier pour m'envoyer chez un spécialiste. « Histoire de vérifier que ce n'est rien. »

Elle reste donc assez évasive sur les possibles, mais m'envoie tout de même immédiatement consulter un neurologue.

Deux semaines plus tard, je suis seul dans une salle d'attente. Ma femme, qui avait prévu de m'accompagner, a finalement eu un empêchement. Si je n'ai aucun souvenir de la nature de cet empêchement, je sais qu'à ce moment-là, ayant minimisé et les causes potentielles d'inquiétude et les craintes qui étaient les miennes, me retrouver tout seul chez le spécialiste me convenait bien. Me voilà assis sur ma chaise en similicuir, occupant mon esprit comme je peux en m'interrogeant sur les petites baguettes en bois qui maintiennent les pieds des chaises loin des murs… J'ai à la main la lettre de recommandation de ma généraliste. Je ne sais pas trop à quoi m'attendre. Dans son cabinet, le médecin commence par me faire faire les petites marionnettes, encore elles. Je dois faire tourner mes poignets le plus vite possible. Tout de suite, il est évident que ma main gauche répond moins bien que la droite, qu'elle tourne moins vite, qu'elle grippe. En même temps que ces mouvements des mains, le neurologue me fait effectuer des allers-retours dans la pièce. Je me rassois enfin et comme ça, de but en blanc, il m'annonce qu'il y a des signes en faveur de la maladie de Parkinson. Un gros marron dans la gueule. Tout se met à tourner autour de moi, dans ce qui ressemble à un malaise vagal. Je demande à m'allonger sur sa table d'examen. Après quelques minutes, il va reprendre en y allant plus doucement pour me donner quelques explications.

Je n'ai pas beaucoup de souvenirs de cette consultation, de tout ce que le médecin me dit à ce moment-là : le choc de l'annonce a tout rendu cotonneux. Ce que je sais, c'est que je ressors de là avec des ordonnances pour des examens complémentaires, dont deux sont particulièrement importants. Il y a une I.R.M. qui servira à éliminer d'autres diagnostics potentiels, et un scanner spécifique, un Datscan[4], qui lui visera à établir un diagnostic positif de Parkinson en montrant la dégénérescence des neurones à dopamine. Le neurologue cherche visiblement à me rassurer en me disant que j'ai 95 % de chances de n'avoir que la maladie de Parkinson. Comme si c'était une bonne nouvelle. Ça me perturbe, et ça me fait aussi faire la bêtise d'aller regarder sur Internet ce que peuvent bien être ces autres diagnostics, à côté. L'angoisse. Parmi les candidats en lice, il y a des saloperies, des maladies qui tuent en quelques mois.

Quand j'appelle l'après-midi même le standard départemental qui gère le planning des équipements d'imagerie, on me répond qu'il y a huit semaines d'attente. Je ne supporte pas cette idée. Huit semaines, ça pourrait être la moitié de ce qui me reste à vivre, en fonction de la maladie que j'ai. Et pour moi, 95 % de chances, ce n'est pas un diagnostic, c'est une probabilité. Je ne suis pas une population avec une probabilité. Moi, je suis

4. Le Datscan est un scanner cérébral injecté avec une dopamine radiomarquée.

un être humain, un cas particulier, je n'ai qu'une seule maladie et je veux savoir ce que c'est. Et si j'ai une de ces saloperies qui m'emporteraient en deux, trois mois, il faut que je le sache maintenant.

Encore un coup de chance, avec des guillemets un peu partout, nos voisins d'à côté à ce moment-là sont tous les deux neuroradiologues. Je vais sonner chez eux dès que je raccroche d'avec le standard d'imagerie, je suis sûr qu'ils pourront m'aider. Je leur raconte rapidement la situation, sans trop entrer dans les détails : je leur dis surtout que je stresse comme un fou et que je ne me sens pas d'attendre huit longues semaines pour en savoir plus.

« Écoute, un rendez-vous après-demain à 8 heures du matin, ça te va ? »

Ma voisine m'apporte sans s'en rendre compte une énorme bouffée d'oxygène. Quarante-huit heures, ça me semble insurmontable, c'est long, je vais m'angoisser à chaque seconde, mais je sais bien que c'est déjà vachement plus acceptable que d'attendre huit semaines.

En attendant, je fonce dans notre garage, je me saisis du taille-haie électrique et je dézingue ma clôture, ou plutôt la haie, sur près de 100 m, après un an de friche totale. Je tente de noyer mon stress dans le bruit assourdissant, sous les feuilles et broussailles qui volent. 50 cm de hauteur en moins (20 selon les forces de l'ordre), sans gants ni la moindre protection. Pour passer le temps, et surtout pour le tuer. Il faudra trois jours de « poubelles vertes » pour évacuer tous les feuillages victimes de cette affaire. Sans compter la rallonge qui elle aussi a pris un mauvais coup de taille-haie. Tout mon corps tremble de l'effort assez peu raisonnable que je fournis. Mes mains vibrent, c'est une sensation très étrange. Mais voilà, les quarante-huit heures finissent par passer, et je fais enfin cet examen qui montre que je n'ai « que » ça. Que la maladie de Parkinson. Le spectre terrifiant d'une NBIA[5] est écarté. Je suis finalement censé trouver que tout n'est pas si noir, puisque Parkinson est une maladie qui ne tue pas. Qui ne fait pas si mal que ça.

Fin octobre, après le Datscan, je me retrouve définitivement avec cette bonne mauvaise nouvelle, et avec cette maladie qui n'est « que la maladie de Parkinson ». On a eu chaud.

Ça a été une chance, si je puis dire, ce déni qui a été le mien devant les premiers signes, mes quelques tremblements, les faiblesses et gestes incontrôlés de mon bras gauche… Je me suis posé assez peu de questions, je n'ai donc pas tourné en boucle sur ce que pouvait être mon diagnostic ou mon problème de santé. Et ensuite, cela a été si rapide que je n'ai pas non plus eu le temps de me ronger les sangs. Ma généraliste qui m'envoie immédiatement vers le neurologue qui met immédiatement le doigt sur le diagnostic probable qui est confirmé immédiatement par les imageries. Et pendant tous ces temps d'attente, pourtant assez brefs, je suis comme un lion en cage. Ma haie s'en souvient, on l'a vu, même si ce

5. Les NBIA (acronyme anglais de « Neurodegenerescence with Brain Iron Accumulation »), ou dégénérescence avec accumulation de fer dans le cerveau, sont un groupe de troubles nerveux très rares.

n'est pas la seule entreprise inhabituelle dans laquelle je me sois jeté à corps perdu pendant ces quelques jours de flottement angoissé. Sur l'invitation d'un ancien camarade de fac, que je me suis promis de ne plus suivre dans ce genre d'idée, je m'inscris à la nuit de la Salamandre : un parcours de VTT de nuit de 34 km avec 500 m de dénivelé positif qui part d'Azay-le-Rideau. Désireux de me changer les idées, j'enfourche mon plus beau VTT, un modèle femme, couleur vert d'eau métallisé de 15 kilos, ressentis 25 comme on dit à la météo, et équipé d'un « pouêt-pouêt » crocodile, pour prendre le départ de cette course nocturne, donné à 20 heures. Je ne suis pas dans mon état normal, et quand ma lampe frontale, que j'ai omis de recharger, tombe en rade au bout de quelques kilomètres, je continue, dans un noir quasi complet, profitant parfois du passage des autres concurrents, bien équipés eux, pour y voir plus clair. Je passe alors des obstacles qui m'auraient arrêté net en plein jour, totalement inconscient de données telles que leur profondeur, leur topographie ou encore la présence éventuelle de pierres, de branchages ou de cyclistes en difficulté. Comme quoi.

Malgré toutes ces péripéties qui me font sourire aujourd'hui, ce ne sont pas des heures réjouissantes. Mais j'ai bien conscience d'avoir tout de même eu la chance que cela dure aussi peu longtemps, et d'obtenir une réponse rapide à une question que je ne m'étais pas encore posée. Et c'est loin d'être toujours le cas…

Certains patients attendent et passent de médecins en spécialistes pendant dix ou quinze ans avant d'avoir le bon diagnostic. Alors que les symptômes vont en augmentant avec le temps. C'est extrêmement angoissant. On a tous accès à Internet, on sait qu'on ne doit pas le faire, mais on va néanmoins taper dans notre barre de recherche l'ensemble des symptômes qu'on subit (avec la marge d'erreur parfois colossale de notre mauvaise interprétation des signes cliniques). Et bien sûr on se retrouve face à de faux diagnostics de maladies plus ou moins graves, de cancers foudroyants, de tout ce qui peut exister de dramatique… Et on se retrouve aussi à stresser affreusement, à devenir paranoïaque, un peu hypocondriaque, et à se voir mort du jour au lendemain. Se savoir malade, même avant d'avoir un diagnostic définitif, a un fort impact psychologique. Qu'on le veuille ou non, qu'on se mente ou non, la vie en est renversée.

Chapitre 3

UNE PRIORITÉ : RESTER À FLOT

La vie continue

Voilà, je sais ce que j'ai. J'ai la maladie de Parkinson. Mais ça ne me dit pas ce que je suis censé faire avec ça… Je l'ignore totalement à cet instant, mais il va d'abord me falloir faire mon deuil ; oui, vraiment. Le deuil de ma santé perdue. Et comme tout bon deuil qui se respecte, il va commencer par une phase de déni. J'ai alors presque l'impression que ce n'est finalement pas si grave que ça, que ce n'est que la maladie de Parkinson, et je dois avouer que je ne me rends pas bien compte de ce que ça veut dire. De ce que ça va impliquer. Je me réveille le matin avec un soulagement, une sorte de confiance que tout ça va passer et sera bientôt derrière moi. Je vois que, au quotidien, ça se passe encore bien, la première ligne de médicaments qu'on me prescrit une fois la totalité des examens faits est relativement soft. Agoniste dopaminergique, combinés avec de la lévodopa, la dopamine de synthèse classique, qui aurait interféré avec le Datscan si elle avait été prescrite avant. Je vis normalement et je finis par me dire, comme certainement beaucoup d'autres patients, que la maladie va arriver à un stade où tout sera derrière moi, où je pourrais presque l'oublier et reprendre ma petite vie.

Nous vivons dans une maison de bourg du XIXe, tout alambiquée, sur trois niveaux, un édifice comme conçu par Numérobis, l'architecte égyptien d'*Astérix* : pas un seul mur d'aplomb, pas un angle droit entre deux cloisons. Un bien atypique, comme les agents immobiliers aiment à dire, aux antipodes de ce que nous avions cherché Marie et moi pour nous installer et fonder une famille. On a tout fait dans *le bon ordre*, « tout komifo » : mise en couple, adoption de chat, thèses, mariage, maison, enfant. Il faut dire qu'avant Parkinson, notre avenir semblait être sur des rails. Comme nous partageons la première lettre de nos noms de famille, nous étions dans le même groupe de travaux dirigés à la fac. Et puis nous avions aussi en commun un certain sens de l'humour, et certaines blagues semblaient parfois fuser en stéréo pour le groupe de copains de la fac. Il ne nous a alors fallu que quelques mois pour commencer à partager plus que cela, et pour emménager dans mon appartement à quelques minutes de la fac. Nous avons ainsi vécu ensemble une petite décennie avant que je ne me décide à envoyer par la poste un gant de prélèvement, en nitrile certes, mais un gant blanc tout de même, à ses parents. Pour les prévenir que j'allais la demander en mariage, quelques jours plus tard. Dans la toute petite salle du *Casse-Cailloux*, un restaurant très discret du centre-ville de Tours, dans une ambiance que je voulais intimiste, si ce n'est le hasard qu'une grande table avait été dressée pour accueillir tout le service d'hygiène hospitalière venu célébrer la parution d'un article scientifique. Mais revenons à nos maisons. Nous avons eu et commencé à élever Émilie, notre fille, dans une maison au jardin non attenant, ce qui transformait chaque session de jeu à l'extérieur en expédition, enfant, tapis de jeu et éventuellement livre ou sachet de haricots à équeuter sous le bras en complément. Autant dire que nous avons rapidement décidé de changer de maison pour acheter quelque chose de plus conventionnel.

À cette époque-là, je travaille encore entre l'hôpital et l'université comme enseignant-chercheur. Avec comme tout le monde un boulot qui se passe plus ou moins bien, avec des sujets autour des relations entre collègues en plus des aléas de la recherche en eux-mêmes, parfois assez obsédants. Des tensions entre équipes de recherche, gérées par des scientifiques sans la moindre notion de management. Le quotidien. Le jeu des chaises musicales des postes académiques fait son œuvre, et je me retrouve à devoir choisir entre accepter un nouveau poste précaire aux cinq cents diables ou me débrouiller pour trouver un emploi en Touraine coûte que coûte. Me voilà avec un avenir professionnel en suspens, je me pose des questions sur ce que je vais faire. J'ai toujours été enseignant-chercheur, je ne me vois pas faire autre chose. Mais je n'ai pas du tout envie de déménager. Il faut dire que mis à part Parkinson, la vie est douce en Touraine. On a un groupe de copains façon *Friends*, où tout le monde se connaît depuis dix ans, présent pour les mariages, les enterrements, pour les bons moments de la vie, et puis pour les mauvais.

C'est d'ailleurs avec ce groupe d'amis, et avec eux seulement, que je peux me permettre d'accompagner mon coming out de malade de Parkinson d'un brin d'humour noir bien corsé. Je leur annonce ça au cours d'un dîner. Entre la poire et le fromage. À peine deux minutes plus tard, en resservant mon meilleur ami en vin rouge, je m'amuse à faire cliqueter le goulot de la bouteille sur le bord du verre, en tremblant volontairement. Clingcling-clingcling. Silence de mort autour de la table, tout le monde me regarde. J'arrête de faire trembler mes mains et je sors, l'air faussement blasé : « Bon, si on peut plus rigoler… » L'atmosphère se détend légèrement, mais quand même. Je me prends une volée de bois vert, rigolarde sans plus, mais pleine d'affection. « Qu'est-ce que t'es con ! » Je ne peux pas dire que ce n'est pas mérité.

Tout ça pour dire que les copains, c'est important. Je sens bien que ce n'est pas le moment pour moi de prévoir de grands bouleversements, qu'il ne faut pas qu'on change de département, qu'il faut qu'on reste là où on a acheté notre maison, là où on s'est mariés et là où on élève notre enfant. Évidemment, il est encore moins question de changer de région ou de pays.

Pourtant, il va bien falloir mettre des nouilles dans le placard. Sans le confort d'un poste assimilé fonctionnaire, et sans droit au chômage ou presque. Un tiers de mon salaire de l'époque seulement compte pour le calcul des indemnités, le reste étant étiqueté comme « gratification hospitalière ». Mon unique avantage dans cette histoire, c'est d'avoir été mis au courant de mon futur inexistant à l'université deux ans à l'avance, ce qui m'a laissé le temps de préparer ma sortie. D'où mon inscription dès 2018 dans le Pépite, ce manuel de survie pour entrepreneurs à vocation ou vieux étudiants lâchés dans le grand bain sans brassards.

La parenthèse du confinement au printemps 2020 entoure le cœur de toutes ces mutations, sans mauvais jeu de mots. Je prends le temps d'y penser, je vogue entre rêves d'entreprises à succès et perspectives de salariat, et me mets à chercher des postes qui me permettraient de rester en Touraine. J'envoie à peu près cent cinquante lettres de motivation, et puis la motivation se perd avec les lettres… Le stress grimpe. Je ne trouve pas de travail, et nous voilà avec sur les bras un gros emprunt à six mois de ma fin de poste et à trois mois de la fin de poste de Marie. Nous venons en effet de signer pour l'achat d'une maison plus conforme à nos souhaits, et celle où nous vivons se vend si vite que nous nous retrouvons sans domicile, le temps que les travaux des vendeurs de notre futur chez-nous se finissent de leur côté. Les banquiers, quant à eux, ont fait leurs calculs : deux acquéreurs, quatre thèses… Ils se disent que même en surendettement, nous arriverons à trouver de quoi rembourser.

En janvier, avant de savoir que nous allons devoir rester confinés les uns avec les autres pendant quelques longues semaines, nous emménageons pour faire la transition chez mon père et sa femme, dans un vieux moulin du XIIe siècle qui abrite aussi trois chiens, une piscine qui a été entretenue une ou deux fois en tout dans sa carrière et un parc arboré, réservoir infini d'insectes et de champignons en tous genres. De quoi éveiller la curiosité tout enfantine d'Émilie, et de quoi réveiller la mienne. Je pense au *Petit Prince* de Saint-Exupéry, à ce que c'est que d'être un enfant, à ce que c'est que d'être devenu ce que l'auteur appelle dans son œuvre une « grande personne » et d'avoir oublié un peu de naïveté et d'ouverture au monde en chemin... Voir ma fille refuser de se contenter d'un simpliste « Parce que » ou d'un « C'est comme ça » fatigué comme réponse à son vingtième « Pourquoi ? » d'affilée est finalement riche d'enseignements. Je cherche, je creuse, je me renseigne, je lis, je confronte, je prends le temps, j'applique ce dont est fait mon métier à d'autres situations, à d'autres objets d'étude. Et la découverte de la richesse des noms dont furent affublées les petites bestioles tenues en horreur par les grandes personnes, telle « l'épeire concombre » qui fait se gondoler comme une baleine Émilie pendant une soirée entière... pourquoi s'en priver ?

Des semaines de papa poule, inquiet des dangers cachés de la vieille bâtisse et du jardin foisonnant ; passionné, émerveillé aussi devant la soif de connaissance et l'absence totale de paresse intellectuelle d'une enfant. Qui m'obligent à en passer par une première étape obligatoire, peu agréable mais ô combien utile pour un scientifique : reconnaître mon ignorance crasse sur un certain nombre de sujets, dont les insectes. « La seule chose que je sais, c'est que je ne sais rien. » Après Descartes, c'est Socrate qui me poursuit.

La parenthèse du Covid a ses joies, mais elle n'efface pas toutes nos urgences non plus… Les banques nous ont suivis pour l'emprunt immobilier malgré nos CDD, notre capacité à rembourser n'inquiète personne, sauf nous. Nous entrons dans une période stressante où il est nécessaire que nous trouvions rapidement quelque chose si nous voulons garder la maison. Heureusement, à quinze jours de la fin de son CDD, ma femme obtient un poste d'experte scientifique régionale en oncohématologie, pour chapeauter des essais cliniques contre les cancers du sang pour un laboratoire américain.

De mon côté, chou blanc. Alors je finis par créer une société, une entreprise individuelle de conseil scientifique que je nomme b2.biopharma. La contraction de *B to B*, qui traduit la relation entre professionnels, et de *biopharma*. Je me sers du carnet d'adresses que je me suis construit à l'hôpital et à l'université, puisqu'on y dispensait notamment des formations pour des laboratoires pharmaceutiques. Je décide de proposer des services de formation et de prestations scientifiques et intellectuelles autour des médicaments. Formation de visiteurs médicaux à l'environnement hospitalier, ou comment se pointer dans un service sans se faire chasser à grands coups de Crocs® au derrière, formation d'experts scientifiques aux mécanismes d'action de leurs molécules en cours de développement, d'ingénieurs de recherche aux techniques d'analyse des anticorps armés, et étude de l'état de l'art scientifique sur l'endométriose, la dermatite atopique ou le Covid furent mon quotidien plusieurs années durant, nous permettant tout juste de maintenir le foyer à flot.

Je garde à cœur de développer des projets à long terme, de pouvoir vivre d'un métier et d'une entreprise que j'aurais créés. Dans le même temps, j'envisage aussi toujours de trouver un boulot stable et plus sécurisant pour la famille. On se noie tous les deux un peu dans le travail, on met sous le tapis le grand mot en P, et on essaie d'avoir une vie normale, aussi normale qu'elle puisse être en travaillant soixante à quatre-vingts heures par semaine, en occultant tout ce qui concerne ma maladie. En tout cas, je n'en parle pas du tout, je ne m'y intéresse pas plus que ça, et cela se traduit très clairement par l'absence totale du sujet « Parkinson » dans mes messages, mes écrits et même dans mes toutes bêtes recherches sur Internet pendant les deux, trois années qui suivent le diagnostic. Je cherche, je réfléchis, mais ailleurs.

Je suis en outre recruté pendant l'été 2021 par l'Organisation des Nations unies pour intégrer la Team Halo. Il s'agit d'un groupe de deux à trois cents scientifiques internationaux, de toutes origines et de toutes confessions, qui a pour mission de diffuser assez de science vulgarisée sur les réseaux sociaux pour contrer les mensonges publiés par une minorité adepte du grand complot mondial et des argumentations douteuses. Sous mon pseudo @dr.antibody, je travaille avec des personnalités plus influentes que moi sur les réseaux, comme la virologue Océane Sorel (@thefrenchvirologist) ou l'infectiologue Nathan Peiffer-Smadja. Nous effectuons un travail de veille, en particulier sur TikTok, et communiquons entre nous via WhatsApp pour nous informer des dernières rumeurs et fausses vérités à déconstruire, et pour nous soutenir aussi face à l'agressivité, au harcèlement, pour nous tenir au courant des plaintes déposées ou reçues autour de nos publications dans le cadre du projet Halo.

La loi de Brandolini stipule qu'il faut beaucoup plus de temps pour démonter un mensonge que pour le proférer. Asymétrie du temps à engager pour rétablir la vérité. Profère dix âneries, et j'y passe la nuit. Dix pages d'argumentation sourcée pour déconstruire un mensonge énoncé en une minute, comme la prétendue inutilité du vaccin antirougeoleux, cheval de bataille de quelques charlatans notoires, dont un qui en profitait au passage pour vendre des centrifugeuses à jus de fruits assez cher pour se payer avec les bénéfices une villa dans le Sud et un bon avocat, avant d'être reconnu coupable d'être à l'origine du décès de plusieurs personnes par ses conseils. Nous ferons tous l'expérience, dans nos démarches de *debunking*, de la véhémence de certains de ces escrocs lorsqu'il s'agit de défendre leur bifteck. Il est trop facile pour nos contradicteurs de prétendre que nous sommes payés à mentir, de nous attaquer avec des arguments d'autorité du style « C'est un prix Nobel qui l'a dit, t'as un prix Nobel, toi ? », ou sur notre adhésion au consensus scientifique : « Si tout le monde le pense, alors ça doit être faux. » Ou encore avec des attaques *ad personam*, sur le physique, la voix, l'attitude, etc. Le tout sur un mode passif-agressif qui sent le pugilat de cours de récré.

Cette escalade de bassesses a malheureusement la fâcheuse tendance à se terminer sur un point Godwin, voire par des menaces. Jusqu'à un coup de fil anonyme que je reçois un jour à la suite de la publication sur un site antiscience de mes coordonnées personnelles. Mais elle me donne aussi l'habitude d'appliquer ces différents principes de réflexion, de recherche et d'argumentation à toutes les discussions, quel que soit leur contexte, familial ou professionnel, dépassionné ou houleux. Cela finit par me donner une belle aisance pour aborder et traiter n'importe quel sujet, pour décortiquer, chercher et ancrer mes raisonnements dans le tangible, dans la limite de mon domaine d'expertise et de mes compétences, en cherchant simplement à vérifier, argumenter et sourcer.

Je ne le sais pas encore lorsque je me lance dans cette mission, mais cette façon de réfléchir en contrant les contradictions, justement, qui s'ajoute à la mécanique intellectuelle de mes recherches et enseignements, va finir par m'être extrêmement utile sur le sujet que je relègue encore pour l'heure dans un coin sombre, mais qui va bientôt m'occuper entièrement.

Chapitre 4

QUI A PERCÉ LA COQUE ?

Facteurs de risque connus pour la maladie de Parkinson

Quand on annonce à un proche qu'on souffre d'une maladie, celui-ci va souvent avoir à cœur de trouver un coupable, de comprendre d'où ça peut venir. C'est une façon comme une autre de ne pas rester passif face à la nouvelle. Et c'est assez naturellement que, comme tout le monde, mes parents, mes amis, et moi-même évidemment, nous avons cherché à savoir quelles pouvaient être les causes de ma maladie de Parkinson. Alors qu'en fin de compte, pour une maladie incurable, eh bien, on s'en fiche un peu. C'est-à-dire que quand on est malade, c'est pour tout le reste de sa vie et que trouver un coupable, ça ne va rien y changer… Mais on cherche, on s'interroge quand même, on a envie de faire le tour de la question, de reprendre le pouvoir peut-être…

Ma mère a cherché les causes, les siennes, je pourrais même dire, et *a priori* elle les a trouvées. Elle a lu des trucs et choses qui relient Parkinson à l'exposition au cuivre, elle a aussi découvert que j'y avais été exposé lors d'un de mes jobs d'été, deux mois à recouper des tuyaux en alliages nobles pour l'aéronautique et l'aérospatiale. Fin du match. Une enquête rondement menée.

Je me moque, je me moque, mais… j'ai cherché mes causes à moi. Il faut dire que des coups sur la calebasse, j'en ai ramassé mon lot, dont les plus fameux m'ont valu des black-out. Mohamed Ali, le grand champion de boxe qu'on connaît, a été réduit à la dépendance par un Parkinson, conséquence des hémorragies répétées qu'a subies son cerveau au cours de ses années de pratique, comme de nombreux boxeurs moins célèbres. Tous les chocs reçus provoquent en effet des microsaignements intracérébraux qui causent l'accumulation de produits de dégradation du sang, et de fer, qui abîment les neurones. Une publication scientifique de 2018 montre ainsi l'association des saignements intracrâniens à une augmentation de 56 % du risque de développer une maladie de Parkinson[6]… Les règles de la Fédération française de rugby sont par exemple très strictes concernant les pertes de conscience ou les suspicions de commotion

6. Gardner, Raquel C. *et al.* « Mild TBI and Risk of Parkinson Disease: A Chronic Effects of Neurotrauma Consortium Study ». *Neurology*, 90.20, 2018, e1771-e1779.

cérébrale, dont on commence à bien connaître les conséquences à long terme. Il est prévu pour les joueurs des temps obligatoires de repos, de surveillance, des temps aussi sans pratique sportive ni match, des consultations avec un neurologue pour les joueurs les plus jeunes…

Pas de coups de poing à la tête pour ma part, à l'exception d'une mandale vieille de vingt ans dispensée à titre de blague, bourrue, certes, mais drôle, par le meilleur ami de ma femme le jour de ses 20 ans. Mon beau-père était arrivé à la table du petit déjeuner le lendemain de la fête, sous le barnum installé dans le jardin, en annonçant à l'assistance : « Y a le pain qu'arrive. »

Le jeune homme, installé à ma droite, m'avait alors mis… une bonne tarte. En précisant : « Il t'avait prévenu ! »

L'humour du Percheron un lendemain de cuite. Mais passons, celle-ci était amicale, elle ne compte pas. En revanche, j'ai trois beaux coups en mémoire qui m'ont fait sonner le bourdon plus fort qu'un jour de mariage. Et qui ont bien dû sonner le glas de quelques-unes de mes cellules grises.

Le premier, chronologiquement, est dispensé par un 806. C'était le 27 mars 2007, et si je me souviens de la date exacte, c'est parce que je la porte en permanence sur moi, noir sur blanc, au moins lorsque je conduis. Je vous le donne en mille, c'était le jour où j'ai passé l'examen du permis de conduire. J'avais tout juste 18 ans, et j'étais en première année de médecine. Ledit examen devait se dérouler à Blois en milieu d'après-midi, j'ai décidé de parcourir les 65 km depuis Tours à vélo, pour me détendre. Enfin pour me fatiguer, ce qui revenait dans mon esprit à peu près au même. Donc, hop ! En selle. Sauf qu'à mi-parcours, sur la rive gauche, au bout du village de Lussault-sur-Loire, célèbre pour son aquarium, se trouvait aussi un restaurant. Que ce jour précis, en fin de matinée, la propriétaire dudit restaurant a quitté le lieu à bord de son 806 vert bouteille métallisé, est montée à l'assaut de la départementale sans contrôler son angle mort. Et a plié mon vélo, fendu mon casque et mis fin à ma promenade. Le choc m'a éjecté sur la route. Un peu sonné, comme on peut l'être quand on vient d'arrêter un 806 avec son vélo et sa tête, j'ai néanmoins trouvé en moi la force d'insulter la conductrice et exigé qu'elle se débrouille pour que je sois à l'heure à mon examen, celui-là même qu'elle aurait mieux fait de mieux préparer. Elle m'a donc déposé à Amboise, à la gare et non à l'hôpital comme la situation l'aurait demandé, avec mon vélo récemment rendu pliant, mon casque, dont j'ignorais qu'il avait été fendu, encore sur ma tête, et 20 euros pour me payer mon aller jusqu'à Blois. Ce n'est qu'une fois monté dans le train que j'ai enlevé mon casque, et constaté que le plastique au-dessus de la mousse avait été enfoncé à l'endroit où ma tête avait heurté le rétroviseur de la voiture. Si je n'avais pas porté de casque, le négatif de cet organe de sécurité, dédié notamment à détecter la présence d'éventuels usagers sur une route avant d'y insérer un véhicule de 1 tonne, se serait trouvé encastré dans mon crâne. Ça a été d'abord une sensation de froid intense, juste au moment où j'ai réalisé que ça n'était pas passé loin, puis un tremblement général qui n'avait rien à voir avec celui qui m'emmerde aujourd'hui quand je bricole trop longtemps. Rien d'étonnant donc à ce que ce soir-là, en rentrant chez moi à Tours, pour la première fois seul au volant après avoir obtenu le papier pelure jaune, j'oublie le sabot sur la tondeuse et me retrouve en plein mois de mars chauve comme un testicule d'acteur de film X. Si bien que quand nous nous retrouvons le lendemain pour le constat d'accident, la conductrice du fameux 806 ne me reconnaît pas !

Le second coupable, c'est la neige. De la neige avec beaucoup d'élan. Une montagne qui m'est tombée sur la tête par en dessous. J'étais tranquillement en l'air, sur une luge, lorsque ça s'est produit. Je volais, à un peu plus de 1 km au-dessus du niveau de la mer, à bord d'une luge en plastique bleu qui n'avait qu'un talent très médiocre pour le vol plané, mais qui avait démontré une aptitude certaine pour les décollages. Je nourrissais un certain espoir qu'il en serait de même pour les atterrissages. À l'instar du 806 en son temps, la piste de freestyle de Super-Besse nous a percutés de plein fouet, rendant ma luge pliable, abîmant mon casque, etc. L'histoire qui se répète. Après nous être tiré la bourre ma sœur et moi toute la journée à ski, quoi de plus normal, à la fermeture des pistes, que de retourner finir la partie avec des luges ? Nous tentons un petit saut sur une irrégularité de la piste. Puis sur une congère, en lorgnant les tremplins de la piste de freestyle… Et enfin sur ces fameux tremplins, évidemment. Avec une visibilité de plus en plus crépusculaire. Ou comment passer de « *I believe I can fly* » à « *I will survive* mais j'ai mal » en quelques mauvaises décisions. Sous les 80 kilos de mes 20 ans, la luge en plastique thermoformé a explosé, me laissant un hématome sur toute la moitié inférieure du dos, et trois vertèbres fracturées. Je sais que si j'avais l'occasion de parler à ce Guillaume d'avant le décollage, je le mettrais en garde contre la chute, la douleur à venir, les longues semaines d'inconfort et les séquelles pour le reste de sa vie. Mais je pense aussi que je conclurais par quelque chose du genre : « En revanche, mon gars, le saut… Pôpôpooooo. »

Le troisième coup, je me le porte pour ainsi dire tout seul. En poussant sur mes jambes en haut d'un toboggan. J'en fais pleurer de rire l'unique témoin de la scène. La personne en question est un ami d'enfance qui m'a recruté dans le camping quatre étoiles où il travaille sitôt mon diplôme de sauveteur obtenu. Une fois la journée de travail terminée, il n'est pas rare que nous prenions notre tour dans l'eau sous les regards tantôt amusés, tantôt jaloux des campeurs. Nous nous permettons en effet fréquemment toutes sortes de plongeons, acrobaties et comportements strictement prohibés par le règlement intérieur, bien en vue à travers les pare-vent en Plexiglas au beau milieu des mobil-homes. Ce soir-là, je prends mon élan au bout du pédiluve, comme dans des starting-blocks, et ma course est arrêtée net par l'acier froid de la barre du toboggan, celle qui sert à s'élancer, que je n'ai pas vue et que je me prends en plein front. Je suis en train d'agoniser dans le foutu toboggan de la piscine, et l'autre andouille, là, est à deux doigts de se faire dessus tellement il se gondole. Tu parles d'un sauveteur, j'ai fait des bilans complets à des gosses qui avaient pris des coups plus gentils que ça ! Il a moins ri quand je me suis trompé deux fois de route ce soir-là pour nous ramener chez nous, à 15 km à peine du camping.

Il y a ces pistes de réflexion, ces coups que j'ai reçus. Il est difficile de ne pas se refaire le film quand on obtient son diagnostic... Et puis il y a le reste. Les directions dessinées par la recherche médicale. Selon certains auteurs, Parkinson peut avoir deux origines. C'est une maladie du cerveau, certes, mais elle pourrait bien prendre son origine dans le cerveau tel qu'on l'imagine ou dans ce que nous appelons le « second cerveau », à savoir le tube digestif. Certaines bactéries, notamment du genre *Desulfovibrio*, ont été incriminées parce qu'elles étaient retrouvées dans le tube digestif d'une partie des patients atteints de la maladie, et parce qu'en les donnant à manger à des souris, on les rendait malades[7]. Et l'on sait que le nerf vague établit une communication entre ces deux cerveaux, qu'il joue le rôle d'autoroute entre le tube digestif et le cerveau.

On sait également aujourd'hui que Parkinson est une maladie qui dans un cas sur cinq a une composante

7. Murros, Kari E. *et al.* « *Desulfovibrio* Bacteria Are Associated with Parkinson's Disease ». *Frontiers in Cellular and Infection Microbiology*, 11, 2021, 652617.

génétique, comme une récente publication italienne[8] l'a montré après avoir étudié les familles de malades en 2020-2021. Le neurologue qui a établi mon diagnostic m'avait d'ailleurs immédiatement interrogé dans ce sens. Mais dans les quatre cas sur cinq restants, il n'y a pas d'autre malade connu dans la famille, la génétique est donc loin d'être la seule à être mise en cause.

Il est aussi maintenant admis que le développement de la maladie de Parkinson est fortement lié à notre environnement au sens large, ainsi qu'à nos modes de vie. Tenez, vous avez mangé quoi il y a quinze ans ? La question n'est pas inutile, si on sait y répondre. Mais elle n'est pas simple. J'ai déjà pour ma part bien du mal à me souvenir de mes menus de la semaine précédente. Et pourtant c'est là que se joue le drame, et ces informations seraient précieuses pour travailler sur la prévention, si on pouvait les collecter. On trouve beaucoup de posts sur Internet de personnes qui précisent qu'elles ne mangent que bio, pour leur santé et celle de leurs enfants. L'intention est louable, même si sans doute insuffisante, parce que la législation autour des produits bio ne cesse d'évoluer depuis sa création et que les garanties sont parfois assez flottantes : la mention « biologique » ou un logo du même ordre ne veut pas dire sans pesticides du tout… Le cas de la roténone est particulièrement parlant : ce composé organique a été

8. Arienti, Federica *et al.* « Family History in Parkinson's Disease: A National Cross-Sectional Study ». *Movement Disorders Clinical Practice*, 11.11, 2024, 1434–1440.

utilisé dans le traitement de parcelles bio jusqu'en 2011 en France par dérogation accordée par la Commission européenne, et est associé à un doublement des risques de développer la maladie de Parkinson[9]... Malgré tout, faire l'effort de privilégier le bio n'est pas inintéressant, car l'agriculture biologique utilise globalement moins de produits phytosanitaires que l'agriculture intensive. Parkinson est par exemple reconnu comme maladie professionnelle dans le monde agricole, et c'est aujourd'hui l'exposition au glyphosate qui est pointée du doigt[10]. L'inadéquation entre la réglementation de l'utilisation des pesticides et les connaissances scientifiques sur leur nocivité est immense, pour ne pas dire aberrante. L'association France Parkinson a d'ailleurs milité pour appuyer le retrait de ce pesticide en 2024[11], pour contrer l'extension de l'autorisation de l'utilisation du glyphosate en Europe, avec le succès qu'on connaît. La levée de boucliers contre ce produit incriminé dans de nombreuses pathologies n'a pas suffi...

Parmi les suspects, on compte aussi l'exposition chronique à des taux de sucre trop élevés. Notre alimentation, notre tendance au diabète de type 2, sont des

9. Brantsæter, Anne Lise *et al.* « Organic Food in the Diet: Exposure and Health Implications ». *Annual Review of Public Health*, 38.1, 2017, 295-313.
10. Bloem, Bastiaan R., et Tjitske A. Boonstra. « The Inadequacy of Current Pesticide Regulations for Protecting Brain Health: The Case of Glyphosate and Parkinson's Disease ». *The Lancet Planetary Health*, 7.12,2023, e948-e949.
11. https://www.franceparkinson.fr/communique-de-presse-glyphosate/#:~:text=France%20Parkinson%20attend%20de%20la,ce%20pesticide%20fait%20l'objet. Ou voir annexe 1 p. 195.

facteurs de risque pour la maladie de Parkinson. Très tôt, dans la littérature autour de Parkinson, on peut noter que cette maladie est appelée le « diabète du cerveau[12] ».

Pour résumer le tableau, on a des coups sur le crâne, des toxiques, peut-être de la génétique… Qui a raison ? Et la liste n'est pas exhaustive, je n'ai pas parlé de l'effet potentiel des cuites à répétition, à mettre en regard avec le nombre de caisses prises pendant le début des études. Selon Forrest Gump, la vie serait une boîte de chocolats. « On ne sait jamais sur quoi on va tomber. » Ce qui est sûr, c'est qu'on a beau chercher des coupables, des responsables, des explications, ça n'est pas un *Cluedo*. Personne ne va vous donner la réponse. Les quatre suspects en jeu dans mon passé, Maman à l'usine avec le tuyau de cuivre, le Neurologue dans le cabinet avec la génétique, la Cuisinière sur la route avec le 806, ou Bécassine à la montagne avec la luge, sont au milieu d'un tas de plusieurs milliers d'autres cartes dont certaines n'ont pas encore été identifiées. Pesticides, qualité de l'air, épigénétique, Colonel Moutarde, Mme Pervenche, il y a des dizaines de facteurs de risque qui se cumulent ou se potentialisent, qui se déresponsabilisent et se rejettent la faute les uns sur les autres face à mon doigt accusateur.

---

12. Han, Kyungdo *et al.* « A Nationwide Cohort Study on Diabetes Severity and Risk of Parkinson Disease ». *Nature Partner Journal Parkinson's Disease*, 9.1, 2023, 11.

Chapitre 5

AUTOPSIE D'UN NAUFRAGE

L'évolution naturelle de la maladie

Pour moi, la maladie de Parkinson est une des formes possibles du cycle vicieux du métabolisme, qui se retrouve dans de nombreuses maladies métaboliques.

Petite traduction en forme de métaphore : prenons une voiture. Une bonne vieille voiture du temps d'avant, en acier et dans laquelle on peut remplacer la plupart des durits par des tuyaux d'arrosage sans nuire au fonctionnement du véhicule.

Faisons-la rouler plus tard qu'il ne faudrait à marée montante sur la route qui va au Mont-Saint-Michel. De l'eau de mer se dépose inévitablement sous le moteur. La corrosion va mettre du temps à attaquer le métal, mais au bout de quelques semaines, certaines pièces se piquent, exposent plus de surface à l'air, ce qui augmente la vitesse du processus d'oxydation, et accélère le vieillissement des pièces. Plus la voiture s'abîme, plus elle s'abîme, en somme.

Le retentissement sur la fonctionnalité de la voiture va cependant être différent selon les cas, si la voiture en question est issue d'une série où le collier de serrage de la pompe à essence est fragile, si ce sont les boulons qui maintiennent le carter moteur qui laissent à désirer… L'impact de ce petit bain de mer sera plus ou moins rapide, plus ou moins grave. Peut-être même qu'il n'aura que peu de retentissement, et ce durant toute la vie du véhicule, si celui-ci n'a pas au départ de fragilité structurelle ou si le conducteur en prend soin. Et cette hétérogénéité se traduit bien dans la clinique : depuis les formes les plus lentes à évoluer jusqu'à l'atrophie multisystématisée qui évolue rapidement vers des symptômes plus graves (comme la démence à corps de Lewy qui touche durement Catherine Laborde par exemple, forme de la maladie caractérisée par d'importants troubles cognitifs), il existe en pratique plusieurs formes de ce que l'on appelle aujourd'hui « parkinsonismes ». Et même en ce qui concerne l'origine exacte de cette « rouille », il est décrit deux possibilités : les maladies dites « brain-first », pour lesquelles la maladie prend son origine dans le cerveau, et les maladies « body-first », où le point d'origine est le tube digestif… le second cerveau du corps humain.

Parkinson est cette eau de mer qui s'est infiltrée et qu'on ne peut plus sécher ou nettoyer une fois qu'elle est là. C'est une maladie neurodégénérative incurable, c'est-à-dire que quelque chose va attaquer des neurones, donc des cellules du cerveau, qui vont mourir les uns après les autres sans qu'on sache comment arrêter ce processus. Et cela va mener à la destruction d'une partie des cellules du cerveau impliquées dans le mouvement. Pendant les premières années, des symptômes cliniques se révèlent, mais tardivement, après dix ou quinze ans d'évolution de la pathologie sans bruit, en silence. Quand ces premiers signes cliniques apparaissent, c'est que l'on a déjà un contingent de cellules à dopamine qui sont mortes à 60, 70 %. Et cette maladie continue à aller en évoluant. Tranquillement. Plus ou moins vite en fonction des patients. C'est la loterie. Qui peut apporter une vie entière partagée avec ce « colocataire » pour certains, ou une évolution fulgurante en quelques années pour les moins chanceux. Qu'est-ce qui différencie les deux ? Difficile à dire. Il est aujourd'hui impossible de prévoir quelle sera l'évolution pour un patient donné, même si la recherche s'active sur le sujet.

Mais cela va toujours dans le sens de la perte d'autonomie. C'est-à-dire que le patient ne sera au bout d'un certain temps plus capable de faire des mouvements simples, indispensables dans la vie de tous les jours : se brosser les dents, s'habiller, se laver… Tout cela est compensé par des médicaments, pendant un certain temps. Jusqu'à ce que ces médicaments ne fassent plus effet. Et que la perte d'autonomie revienne au galop, n'étant plus endiguée par ces derniers.

Les malades vont donc réussir à vivre avec la maladie presque normalement, dans un premier temps. Puis, dans un deuxième temps, ils vont être dépendants de leur entourage. Et dans un troisième temps, ils vont devoir être pris en charge dans un institut spécialisé, puisqu'il y a forcément un stade où la dépendance devient trop importante, trop grande pour que le patient puisse être pris en charge simplement par ses proches.

On dit fréquemment qu'il y a autant de maladies de Parkinson que de patients atteints. Et en effet, c'est la loterie aussi pour les symptômes… En en tirant quelques-uns au sort parmi plus d'une quarantaine, on peut tomber sur des problèmes digestifs ou urinaires, des troubles de la parole, de l'équilibre, de la mémoire, du contrôle du mouvement… Cela va plus vite d'énumérer ce qui n'est pas touché. Le mot « problème » est cela dit insuffisant pour décrire la réalité des choses. Parce qu'un problème, ça se règle, le plus souvent, ça se résout, ou ça se supporte. Alors Parkinson, ça ne serait pas une maladie qui tue ?

On dit souvent qu'on meurt avec Parkinson et pas de Parkinson. Il n'est pas rare qu'il y ait des fausses routes qui soient fatales. Déglutir, c'est un acte à la fois conscient et inconscient. C'est un mouvement qui fait appel à des automatismes qui sont grignotés progressivement par la maladie, et qui peut donc mener à des étouffements s'il dysfonctionne. Parkinson peut éventuellement aussi engendrer des difficultés respiratoires. Les muscles et la respiration sont partiellement touchés par la maladie, de façon plus ou moins importante selon les cas. Mais cela ne se produit en grande majorité pas rapidement, pas par surprise. L'évolution naturelle de la maladie se fait sur quelques décennies, pour les cas les plus fréquents, et si l'évolution n'est pas linéaire, avec ses cycles et ses accalmies, la direction générale reste quand même le bas de la pente.

Moi, je vais bientôt fêter le sixième anniversaire de mon diagnostic. Et six mois après, ce sera le tour du sixième anniversaire des traitements que je prends. Ce n'est pas un truc qu'on fête avec des gâteaux et des bougies, non ?

Ce qui me gêne le plus aujourd'hui dans mon quotidien avec Parkinson, c'est surtout la lenteur de mouvement. Dans les moments où je suis le moins bien, c'est cette incapacité à me mouvoir avec une célérité acceptable. Deux à trois essais pour me redresser et sortir du lit, plus de trente secondes pour sortir un truc d'une poche, trois bonnes minutes pour enfiler mes vêtements... Par exemple, quand on se motive en 2021 avec Anthony – un ami rencontré peu avant lors d'une formation autour des biomédicaments et avec lequel je partage le goût de l'effort – à passer le concours externe de l'ENA accessible aux docteurs d'université, la maladie se rappelle à moi en plein écrit. Je suis content de ma note de synthèse, au brouillon en tout cas, parce que quand il s'agit de me mettre à rédiger, je peine, mon écriture devient toute petite, l'encre à peine lisible... Je m'applique comme je peux, mais le temps manque et je ne rends qu'une introduction... J'ai en revanche très peu de tremblements, voire pas du tout, à l'exception des moments où je suis très ému et où j'ai froid. En fin de compte, ce qui fait trembler quelqu'un de normal fait trembler un malade de Parkinson, mais avec juste une petite démultiplication entre les deux.

Une illustration récente : pendant un concert avec mon groupe de rock, une scène ouverte au Temps Machine à Joué-lès-Tours, où nous n'avions la possibilité de jouer que deux ou trois morceaux, la programmation a accumulé beaucoup de retard. Or j'avais pris mon traitement en fonction de l'horaire initialement prévu. Entre le stress lié à la courte durée de la scène – il fallait « rentrer dedans » tout de suite – et la conscience que je serais sur la fin de l'efficacité de ma dose de dopamine, qui fonctionne moins longtemps en soirée, j'ai été incapable de me détendre, le stress n'a fait qu'augmenter mes symptômes et m'a rendu incapable de jouer de la basse en rythme sur mes morceaux. Malgré mes aveux au public pour tenter de désamorcer le trac, je n'ai pas très bien vécu le moment. Heureusement la salle, constituée à 98 % de musiciens, s'est montrée d'une grande bienveillance.

Dans ce qui me pèse, il y a aussi l'hypomimie, c'est-à-dire la diminution de l'expressivité faciale. C'est peut-être d'ailleurs plutôt celui-ci, le symptôme qui m'embête le plus, cette incapacité à paraître normal sur les photos, à avoir un sourire qui va jusqu'aux yeux. Les questions que me pose ma fille le matin, qui veut savoir si je suis fâché contre elle… C'est pour le coup quelque chose qui m'a beaucoup handicapé. Parce que les relations sociales, familiales, amicales, passent énormément par le regard, par le visage et ses expressions. Et parfois, j'ai l'impression que mon chien est plus expressif que moi. Pour nombre des symptômes de la maladie de Parkinson, on s'adapte, on s'habitue. J'essaie comme les autres de le faire le mieux possible. Mais vraiment, pour moi, ces questions autour de l'expression faciale et du relationnel social sont douloureuses.

C'est ce qui frappe aujourd'hui quand je revois le documentaire *Fluide* réalisé par mon ami Théo Higel autour du défi de la Dordogne Intégrale, que j'ai accompli en mai 2023 avec mon copain Antoine. C'est une véritable odyssée à la pagaie, en pirogue, trois jours comprimés en quinze minutes de film, mais les images ne parlent pas. Quinze minutes à regarder deux gars qui pagaient sur la Dordogne à un rythme qui a l'air tranquille. Tout sauf à un rythme de sprint en tout cas, à un rythme normal de pagaie, en réalité, parce qu'elle est faite pour aller loin et doucement. Ça ne parle pas. Impossible de mesurer l'effort qui a dû être déployé par un des deux pagayeurs, moi en l'occurrence, pour parvenir à produire ce peu de mouvement qu'on observe. Ça ne montre pas à quel point ça a été difficile de pousser mon corps dans l'effort et à quel point ça a été un engagement de chaque instant d'arriver à produire ce mouvement. Par exemple, avec la fatigue, dans les temps où il faut accélérer, je deviens incapable de faire mon mouvement de pagaie à la même fréquence que mon partenaire, ou avec de l'amplitude. C'est raide, c'est inefficace. Je le dis d'ailleurs à un moment face à la caméra de Théo : « J'ai l'impression que tout se passe en accéléré autour, pendant que j'en chie. » Et cette perte d'expression faciale… Est-ce qu'on voit quelqu'un qui est en train d'en baver ? J'ai le sentiment de donner l'image d'un mec qui pagaie doucement parce qu'il n'a pas trop envie, ou parce qu'il est un peu bête, ou parce que la motivation n'est pas là. De la mauvaise volonté, peut-être juste de la nonchalance, on ne sait pas trop ce qu'on en pense, de ce pagayeur tranquille que j'ai l'air d'être. Et il me semble qu'il n'y a aucune façon de montrer, de façon claire et parlante pour les autres, combien c'est en fait difficile.

La maladie de Parkinson a en effet un fort impact psychologique sur le patient, sans parler pour l'instant des atteintes de l'ordre du neuropsychiatrique. L'atteinte psychologique est d'abord directe, par les perspectives d'évolution de la maladie. Elle évolue, sinueuse, avec des jours de mieux où on se prend à rêver à une amélioration, et des jours de moins, avec cette lente descente aux enfers pendant laquelle le mouvement devient pénible, difficile, voire impossible. Parkinson est un handicap invisible et intermittent. À la fois inexorable et aléatoire, c'est une combinaison assez angoissante pour le patient. Un jour où les montagnes à déplacer semblent avoir le poids d'une plume, et un jour où c'est l'inverse. De vraies montagnes russes, mais sans le moindre « pour de faux »…

L'atteinte est aussi indirecte, parce qu'elle passe par le regard et les réactions des autres. « T'es bourré ? Tu marches pas droit… », « T'es fâché ? T'as l'air vénère… », « Toi, handicapé ? Ça m'étonnerait. » La maladie isole, c'est un fait, parce qu'on en a assez ou parce qu'on a peur de devoir se justifier. Un quart des patients souffrent qui plus est d'un léger déclin cognitif[13], qui se traduit

13. Goldman, Jennifer G., et Irene Litvan. « Mild Cognitive Impairment in Parkinson's Disease ». *Minerva Medica*, 102.6, 2011, 441.

le plus souvent par des atteintes de la mémoire. « J'oublie tout ces temps-ci », « Je cherche tout le temps mes mots », autant de phrases que tout un chacun prononce un jour, rien d'affolant, mais qui paraissent toujours plus inquiétantes lorsque l'on souffre d'une maladie neurodégénérative.

Tout ceci concourt à un isolement progressif, un repli sur soi qui n'est favorable en rien à une évolution moins rapide de la maladie. Cela va au contraire dans le sens inverse d'une augmentation du niveau d'activité physique, de la multiplication des activités en interaction, qui sont fondamentales.

Que peut-on faire, alors ? Quelles sont les possibilités qui s'offrent aux patients de Parkinson pour lutter contre ces symptômes et cette évolution inexorable ? Qu'est-ce que je peux prendre et comment puis-je agir au quotidien, en tant que malade, pour aller le mieux possible ?

Il faut vraiment souligner le travail formidable que font les associations de patients, ou quelques particuliers qui prennent des initiatives, pour informer, soutenir et faire se rencontrer les malades de Parkinson : imaginez-vous seul devant le diagnostic de cette maladie, avec tout à coup des recommandations et des examens à n'en plus finir… avec des symptômes que vous ne savez pas comment traiter, comment atténuer, avec l'isolement que cela peut générer. En marge des appuis institutionnels, il y a des personnes qui peuvent tout changer. Je pense en particulier aux Parkipotes de Saint-Romain-la-Motte, un groupe rassemblé autour de Dominique et

Éliane, deux amies au courage et à la volonté inégalés, luttant et se soutenant mutuellement dans leur maladie de Parkinson, et mettant en œuvre aussi discrètement qu'efficacement tout ce qui est en leur pouvoir pour aller mieux et aider les autres à en faire de même.

Chapitre 6

L'ART DE NOYER LE POISSON

Des traitements symptomatiques

Les médicaments qui possèdent à ce jour une indication dans le traitement de la maladie de Parkinson sont des traitements symptomatiques. Ils atténuent un symptôme, un effet de la maladie, sans en modifier le cours. La maladie poursuit son évolution, à la même vitesse, même si les effets sont cachés. À un détail près. Si les médicaments ne sont pas en mesure de freiner l'avancée de la maladie, ils vont quand même aider à maintenir l'autonomie du patient, c'est-à-dire lui permettre d'entreprendre différentes actions, comme la pratique du sport, qui sont elles à même de ralentir l'évolution de sa maladie. Sans ces traitements symptomatiques, l'activité physique est difficile, et en cela, ces médicaments ont un rôle important à jouer dans la prise en charge, au-delà de leur impact sur le confort et la qualité de vie.

Depuis les années 1970, le traitement de référence de la maladie de Parkinson, c'est la dopamine. Il en est fait mention dès que le sujet est abordé, tout simplement parce qu'elle apporte une réponse à à peu près tout ce qu'on savait de la maladie depuis les années 1960 et quasiment jusqu'à la dernière décennie. La dopamine, c'est un message, un moyen de communiquer entre différentes cellules. Ce message sert à différentes choses en fonction de la zone où il circule. Comme un mot peut prendre différentes significations selon le destinataire. Si vous dites « encore » au conducteur d'un bus en train de manœuvrer, vous n'obtiendrez pas le même effet que si vous dites « encore » au maraîcher qui vous met des pommes dans un panier. Le message, « encore », n'a de sens qu'en fonction du contexte et il en est de même pour les hormones, qui sont des SMS entre les cellules de notre corps. Dans le cas de la dopamine, celle-ci a plusieurs fonctions qui n'ont rien à voir les unes avec les autres.

Dans des zones du cerveau, elle sert à transmettre la sensation de plaisir, c'est la raison de certains effets indésirables des traitements dopaminergiques. On pourrait penser qu'il s'agit des nausées, des vomissements, des diarrhées, qui sont bien des effets potentiels du traitement par dopamine, mais qui sont peu spécifiques puisqu'on les retrouve dans 99, voire 100 % des notices de médicaments… Non, l'effet indésirable propre à la dopamine, c'est l'augmentation des addictions, et il peut prendre une place toute particulière dans la vie des malades de Parkinson. Cette sensibilisation aux addictions par le biais de la dopamine, qui est souvent décrite comme l'hormone du plaisir, ne disparaît pas avec un antidiarrhéique ou avec l'habituation au traitement. Le « système limbique », ou circuit de la récompense, est impliqué, et on sait depuis des décennies à quel point il est efficace, lui qui renforce et encourage les actions donnant lieu à du plaisir. En 1954, Olds et Milner découvrent l'existence et la puissance d'un centre dédié au plaisir chez le rat. Ils implantent une électrode dans cette région, et confient à l'animal le levier pour l'activer directement. Une fois que le rat a compris qu'en actionnant le levier, il ressent du plaisir, plus rien d'autre ne compte. Il s'autostimule sans arrêt, jusqu'à cesser de s'alimenter… Voilà la puissance du moteur de ce circuit. Il est très difficile de lutter contre. Et les « agonistes dopaminergiques », traitements qui miment l'action de la dopamine, vont tout comme la dopamine elle-même ou ses dérivés exercer leur action partout, qu'ils soient administrés par voie orale ou injectable. Ils se baladent dans tout le corps, dans le tube digestif, dans différentes zones du cerveau, et vont en fin de compte provoquer des réactions partout, notamment dans le circuit de la récompense. Ce malade de Parkinson qui est sous agoniste dopaminergique ou sous dopamine, lorsqu'il est en proie à une addiction, va se comporter à peu près comme le rat à l'électrode. En général, le traitement ne va pas créer de nouvelles addictions, mais il fera flamber des tendances préexistantes. Et on se retrouve avec des gens qui comme moi se noient dans le travail, ou vont se mettre à composer de la musique, à faire beaucoup de sport, sans pouvoir s'arrêter. Certains ont moins de chance, et deviennent accros à la dépense ou aux jeux d'argent. Si ces addictions sont réversibles à l'arrêt du traitement, et dépendent de la dose administrée, il peut être difficile pour le patient d'arriver à en parler. D'abord par honte, la dépendance n'est jamais facile à avouer, mais aussi par peur qu'on lui retire un traitement qui par ailleurs corrige bien ses symptômes et dont il a donc besoin. Et en dernier lieu aussi parce que merde à la fin ! déjà qu'on est malades, alors si on nous retire nos plaisirs !

Mais, évidemment, ce n'est pas la seule action de la dopamine, ni la raison de son utilisation dans le cadre de la maladie de Parkinson. Si nous retournons à notre bateau qui prend l'eau, la dopamine est aussi ce qui va faciliter le mouvement. C'est ce qu'on met en place pour éviter que les rameurs ne s'épuisent trop vite.

C'est un petit poste radio posé au milieu du bateau, entre les rameurs, qui joue en boucle *Debout les gars* d'Hugues Aufray :

Debout les gars, réveillez-vous !
Il va falloir en mettre un coup.
Debout les gars, réveillez-vous !
On va au bout du monde.

En boucle, jusqu'à épuisement des piles. Et des rameurs. Ça ne change rien au niveau d'eau qui monte, ça ne répare pas le moindre trou ni la moindre infiltration, mais ça maintient la cadence de ceux qui rament encore. Cela permet de garder de la vitesse, d'entretenir le mouvement du bateau. Pendant un temps.

Et comme un bateau qui glisse déjà sur l'eau avance plus vite par un coup de rame qu'un bateau à l'arrêt, plus le malade de Parkinson bougera, plus facilement il pourra bouger.

Comment l'activité physique permet-elle de freiner l'évolution de la maladie de Parkinson ? Pour ce qu'on en sait aujourd'hui et pour simplifier, elle a une action de protection des neurones en général. Elle régule le taux de sucre sanguin, impliqué dans la maladie, elle améliore l'oxygénation et diminue le niveau d'inflammation du cerveau, et fait fabriquer des facteurs de croissance, des messages qui favorisent à la fois la création de nouveaux neurones et leur bon fonctionnement. Tout ça à tel point qu'il a pu être montré[14] dans une publication récente, en février 2024, que l'activité physique intense pouvait créer une récupération fonctionnelle des neurones à dopamine allant jusqu'à 20 % chez des malades de Parkinson.

Mais encore faut-il être capable de faire des mouvements. Or Parkinson est une maladie, on l'a vu, qui rend difficile le geste, dès l'initiation du mouvement, et qui rend donc la pratique sportive peu évidente. Et celle-ci est en retour le meilleur traitement disponible. La solution – toute proportion gardée – et le problème ne font

14. de Laat, Bart *et al.* « Intense Exercise Increases Dopamine Transporter and Neuromelanin Concentrations in the Substantia Nigra in Parkinson's Disease ». *npj Parkinson's Disease*, 10.1, 2024, 34.

qu'un. Cercle vicieux par excellence, dont la dopamine et autres agonistes permettent de s'extraire un moment.

Comment ça se passe en pratique, avec ce traitement par dopamine ? Actuellement, elle se prend principalement par voie orale, plusieurs fois par jour. Son effet est de durée relativement courte, et en fonction des patients et des stades de la maladie, elle peut être prescrite entre deux et cinq fois par jour, plutôt à distance des repas et tout particulièrement des protéines. Pas forcément pratique lorsqu'on est actif. Au bout d'une demi-heure à une heure, les symptômes cèdent pour une durée extrêmement variable. Au mieux quatre heures, parfois deux, une, voire pas du tout. Si son effet est variable d'une prise sur l'autre, pour des raisons parfois connues (prise alimentaire en tête), parfois moins évidentes (ai-je assez dormi ? Mal parlé à ma gélule avant de l'avaler ?), la constante, c'est qu'il décroît dans le temps. Après une phase dite de « lune de miel » de trois à dix ans pendant laquelle le traitement fonctionne bien, viennent les fluctuations motrices, phase de la maladie où le patient va alterner entre des moments « on », où il est bien corrigé, et des moments « off » durant lesquels, tel un jouet avec des piles usées, il a le mouvement qui devient difficile, jusqu'à la dose suivante. Jusqu'à récemment, les neurologues prescrivaient la dopamine et ses agonistes le plus tard possible, redoutant de déclencher le chronomètre, partant du principe que cette lune de miel correspondait à une sorte de « capital » de sensibilité à la dopamine, qui une fois épuisé laissait place aux fluctuations motrices, et qu'il convenait donc de commencer ce traitement le plus tardivement possible. Aujourd'hui, cette idée est sujette à débat.

Dans les premiers temps qui suivent mon diagnostic, je suis presque dédaigneux face aux traitements symptomatiques dont j'entends parler. Je me rends bien compte aujourd'hui qu'ils ont un rôle essentiel à jouer dans la prise en charge de la maladie et notamment pour freiner son évolution, mais indirectement, en permettant de maintenir l'activité physique. Le sport, c'est le meilleur médicament pour la maladie de Parkinson. C'est la seule action qu'on puisse « facilement » entreprendre, même si beaucoup ne seront pas d'accord avec cette notion de facilité : c'est la seule capable d'entraver l'évolution de la maladie. Et en fin de compte, mieux on est, plus on est autonome, plus on est en mesure de s'engager dans un effort, plus on va pouvoir agir sur l'évolution de sa maladie, et rester autonome. Un cercle vicieux qui devient vertueux.

L'activité physique, oui, donc : sans nul doute. Mais pas n'importe laquelle. Il y a eu bien du chemin parcouru depuis le temps où l'activité physique était déconseillée aux malades de Parkinson ! Un temps heureusement révolu, où l'augmentation transitoire des symptômes de la maladie immédiatement après une séance de sport laissait croire que l'activité physique amoindrissait les capacités du malade. Alors, quelle est la pratique idéale dans ce cas particulier qui nous occupe ? Quels conseils un malade de Parkinson peut-il trouver ? Et où ?

Aujourd'hui, l'exercice physique aérobie intensif est reconnu comme le plus efficace pour ralentir l'évolution de la maladie. L'idéal serait d'atteindre l'intensité la plus importante sans passer le seuil qui sépare l'aérobie de l'anaérobie[15]. L'effort parfait pour nous, malades de Parkinson, c'est donc celui qui nous amène à nous dépenser le plus possible sans dépasser ce fameux seuil, en restant dans la zone de carburation à l'oxygène.

Attention toutefois à ne pas confondre intensif avec haut niveau. Le simple fait d'évoquer ce paramètre fait se recroqueviller d'avance nombre de malades comme des escargots dans leur coquille. Pour des personnes aux habitudes sédentaires, qu'elles soient âgées ou non au moment du diagnostic, l'injonction de commencer une activité physique au moment de l'annonce de cette maladie, c'est un peu la double peine. Imaginez qu'en plus on vous parle d'intensité, il y a de quoi faire un refus d'obstacle ! En pratique, nombreux sont celles et ceux, même parmi les sujets les plus jeunes, qui se contentent de « marche active ». Il faut dire que l'image que l'on a de la maladie de Parkinson comme d'une pathologie du sujet âgé n'aide en rien. Les recommandations s'adaptent à la démographie, et il est souvent préconisé de marcher tous les jours au moins une demi-heure en faisant attention à bien balancer les bras, non pas parce que c'est ce qu'il y a de plus bénéfique contre la maladie, loin de là, mais plutôt parce que c'est un conseil sans gros danger pour le patient moyen. Allez recommander à un papy

15. L'aérobiose est l'effort qui carbure à l'oxygène, et qu'il est possible de maintenir tant que l'apport en oxygène est maintenu. L'anaérobiose, c'est quand ce seuil est dépassé, et que le corps doit produire de l'énergie basée sur autre chose que l'oxygène.

en foyer de se mettre au parkour, et attendez de voir sa réaction ! Et celle de sa famille…

C'est pourquoi il est important d'ajuster le message en fonction de la personne concernée. D'inciter les plus actifs (notez bien que je n'ai pas dit « les plus jeunes », je connais des compétiteurs encore en lice ayant l'âge d'être mes grands-parents) à pratiquer une activité physique aérobie avec de l'intensité, et les moins aguerris à bouger le plus possible, étape par étape, en espérant qu'ils y prennent goût, ou à défaut qu'ils ne s'en dégoûtent pas. Pour ma part, j'ai toujours fait de la compétition. Judo, natation, course à pied sur route ou en cross, nage avec palmes, sprint et longue distance, tennis, kayak, et même un triathlon, une fois, dont je suis sorti avec une belle fracture.

Mais quand le neurologue me conseille dès nos premiers rendez-vous de 2018, entre autres choses, de maintenir un bon niveau d'activité physique, c'est plutôt l'inverse qui va se produire. Le double effet Kiss Cool, j'imagine. La sidération face au diagnostic. Je m'éloigne alors des clubs de sport que je fréquentais régulièrement ; pendant quelques mois, pas ou peu de sport. L'effet est qu'en plus du moral, le physique en pâtit. Je n'ai que peu de souvenirs de mes ressentis à ce moment-là, mais Marie s'en souvient comme d'une période où je me traînais, démotivé, et où j'étais particulièrement inexpressif tant verbalement que par les traits du visage…

Mais je m'y remets peu à peu, à ce sport si important, d'abord pendant le confinement où, comme la moitié de la planète, je renoue avec mes baskets et les joies de la course à pied. Depuis le moulin de mon père, quelques kilomètres en pleine nature, le plaisir de se dépenser, et de voir le bien que cela me fait. Puis notre emménagement dans la nouvelle maison, plus proche de la Loire, m'amène à de nouvelles amours sportives : je découvre une pratique plus assidue du kayak, en autonomie sur la Loire. Kayak de slalom, de descente, canoë de slalom, puis sit-on-top, kayak de course en ligne, et plus tard pirogue et kayak de mer… La recherche du bateau parfait pour arpenter ce fleuve aux mille visages prend des allures de boulot de courtier en bateaux. La fameuse tendance addictive.

Lorsque ma sœur Morgane, « Tatamo » pour Émilie, ma *partner in crime* des exploits en tous genres, vient habiter chez nous pendant qu'elle lance sa carrière de comédienne-cascadeuse, c'est un second coup de fouet : elle a besoin de retrouver une condition physique en adéquation avec ses activités professionnelles, mais n'ayant jamais pratiqué la course à pied, elle m'entraîne avec elle dans ses sorties footing… Pendant deux ans et demi, elle me pousse, me motive, et je ne la lâche pas d'une semelle.

Lors de mes visites chez le neurologue et la généraliste, il m'est parfois demandé si je souhaite voir un kinésithérapeute. Invariablement, c'est une réponse négative de mon côté. J'ai horreur des salles d'attente, de l'attente elle-même et puis de cette médicalisation du sport, qui devrait rester l'activité ludique et plaisante qu'il est par essence. Même réponse pour l'orthophoniste et le psy. Ils sont souvent sollicités par les malades de Parkinson, mais je décide de les remplacer par des activités plus à mon goût.

Dès 2019, Marie me dit en rentrant d'une soirée qu'un copain d'une copine cherche un bassiste pour son groupe de rock. Ça m'intéresse, de jouer en formation. Voilà quelques mois que je joue d'une basse acoustique, acquise sur un simple commentaire de celle qui partage ma vie, stipulant qu'elle a toujours secrètement rêvé d'avoir un bassiste à la maison. J'avais alors mis la guitare de côté, et après une session de documentation sur l'instrument à grosses cordes, j'avais épluché les petites annonces pour dénicher une basse électroacoustique, pour voir à quel point ça différait du jeu sur ma guitare Stratocaster. Et voilà qu'un groupe cherche un bassiste ! Je prends rendez-vous, et je me rends dans un studio non loin de Tours où je suis attendu, ma basse à la main, pour une audition. Nous jouons quelques heures, je ne fais pas dans l'originalité, j'accompagne à l'oreille, en rythme avec la batterie, en tournant autour des fondamentales que j'entends dans le morceau, et à la fin je suis invité à revenir pour une seconde session.

« Tu chantes aussi ? On n'a pas de chanteur. Ni de textes, d'ailleurs, ça serait pas mal que t'en écrives. En anglais, on veut éviter le français… » Voilà comment en quelques années je suis passé de musicien de salon à auteur-compositeur-interprète-bassiste, et à la scène ! Je suis infiniment reconnaissant à mes deux musiciens, Éric et Frédéric, de m'avoir offert cette possibilité, tant j'en retire plaisir et bien-être. La basse pour la dextérité, le chant pour la voix et l'élocution, l'écriture pour remplacer le divan du psy : que demande le peuple ?

Le sport, la musique, la vie professionnelle foisonnante : je suis en cette année 2021 dans un nouvel état d'esprit, plus combatif depuis que je me suis remis (avec quelques nuances…) de l'annonce de mon diagnostic. De cette énergie nouvelle va jaillir une envie de me battre, et elles vont se potentialiser mutuellement et atterrir également presque par hasard dans ma sphère professionnelle.

Chapitre 7

ATTENTION, ÇA MORD !

Exploration de la littérature scientifique

Si je rentre à cette époque dans une phase où j'accepte mieux ma maladie, où je pense être sorti du déni, il n'en reste pas moins que l'idée de ne pouvoir avoir accès qu'à des traitements symptomatiques me met en colère… Impossible pour moi d'accepter la perspective d'une lente descente aux enfers, de cette pente douce vers le fauteuil roulant. Ce qui existe n'est pas satisfaisant, il faut faire mieux que ça ! La temporalité de la recherche me paraît soudain inadmissible. Je suis passé du stade de chercheur professionnel, employé à mener des projets de recherche sur son temps de travail, à malade en attente d'un traitement pour le sortir des griffes de sa maladie incurable. Et je m'indigne. Comment peut-on se concentrer encore sur les seuls symptômes, alors que la physiopathologie de cette maladie, ses mécanismes sous-jacents, sont en train d'être élucidés, comme je le remarque en me penchant sur la littérature dédiée ? Ce manque de dopamine dans le cerveau, qui est la conséquence de la mort des neurones à dopamine, pourquoi la communauté scientifique spécialisée sur la maladie de Parkinson ne se focalise-t-elle collectivement pas dessus, au lieu que chacun reste sur son petit bout de pré carré ? La réponse me paraît aujourd'hui évidente et logique : c'est comme ça que la science se construit. Dans une chasse au trésor, si chacun débroussaille un bout du jardin, ça va plus vite que si les efforts de tous se concentrent sur le même arpent. Surtout si ce carré d'herbe n'est pas le bon, auquel cas le coffre restera bien enfoui pour longtemps. Mais en 2021, ce mode de fonctionnement dont je ne comprends pas encore parfaitement l'efficacité à long terme me met en rogne, et c'est cette envie d'en découdre, de prendre le mal à la racine, qui va être mon moteur pour la suite. Et il y a eu bien des étapes, cela ne s'est pas fait en deux jours.

Fin 2021 donc, je commence à m'intéresser très sérieusement à ce Parkinson qui était quasiment tabou à la table familiale, dont en tout cas je parlais jusqu'alors très peu ; la maladie devient tout à coup le centre de toutes mes recherches et réflexions, à la grande surprise de ma femme, qui pourtant connaît ma propension à m'enflammer obsessionnellement pour les sujets que j'aborde. Même si à ce moment-là elle ne me fait part ni de son étonnement ni de ses craintes, je sais aujourd'hui que cette période a été particulièrement déroutante pour elle.

Sa réaction est bien normale, et je la comprends mieux que celles d'illustres et sceptiques inconnus... Cette implication personnelle dans mes recherches, le fait que je sois directement concerné, m'ont en effet été reprochés, ou en tout cas ont été utilisés comme argument par des anonymes pour décrédibiliser mon travail sur les réseaux sociaux, ou tout du moins pour pointer du doigt le risque que ma démarche puisse être malhonnête. C'est un discours, une critique plutôt, qu'on entend assez fréquemment, cette idée qu'il faut qu'un chercheur soit touché pour que la recherche fasse des avancées, cette suspicion de mener les recherches de façon « intéressée ». Je n'ai pas grand-chose à répondre à ça... sauf peut-être que la neurologie n'était en effet pas au départ mon domaine de compétence. Jusque-là, j'avais toujours travaillé sur l'immunologie, la vaccinologie et les biotechnologies. Je me suis intéressé à la neurologie parce que j'étais directement concerné, oui. Je suis peut-être coupable de prendre tout ça personnellement. Mais ça m'arrive personnellement, que voulez-vous...

Par chance, j'ai bien choisi mon moment : je commence mes recherches sur le sujet à une époque où la littérature scientifique est en pleine évolution. Les mécanismes profonds qui surviennent de façon précoce dans la maladie de Parkinson ont été étudiés, des indices ressortent, des chercheurs tiennent des pistes assez sérieuses sur la façon dont le phénomène peut être enrayé.

C'est donc en me penchant sur les causes que je fais mon entrée dans le vif du sujet : Parkinson a très longtemps été considéré comme une condition irrémédiable.

On voyait que des neurones mouraient, avec pour conséquence un manque de dopamine dans le cerveau, et on cherchait d'abord comment compenser au mieux les effets du manque qui résultait de cette dégénérescence. Au cours de la dernière décennie, la recherche a enfin progressé significativement quant à l'élucidation des mécanismes précoces de la maladie, notamment en ce qui concerne les anomalies de fonctionnement d'un petit organe de la cellule qui y fait office de chaudière : la mitochondrie. La littérature scientifique autour de Parkinson a alors connu une croissance considérable. Et le rythme d'accumulation des connaissances s'est accéléré lui aussi, ce qui rend parfois la fréquentation de tous ces articles et documents parfaitement indigeste. C'est au moins un point commun avec la maladie, puisque c'est une « indigestion » qui provoque la dégénérescence des neurones. Ce dysfonctionnement de la mitochondrie, notre petite chaudière cellulaire, va en effet provoquer l'apparition d'une sorte de suie, que la cellule, incapable de digérer, va accumuler jusqu'à en mourir.

Cette masse de savoirs et de directions de recherche, il faut tout d'abord trouver la bonne façon de se pencher dessus. Il y a deux méthodes possibles : la première consiste à regrouper toutes les connaissances existantes et à parvenir ensuite à les analyser d'une façon ou d'une autre ; ça peut être à l'aide d'un algorithme, ça peut être par des lectures réparties en équipes, suivies d'une mise en commun. La deuxième méthode, elle, cherche à se concentrer en priorité sur les papiers, les articles les plus récents, et à y détecter des signaux. À y chercher une explication, un fait nouveau qui permette d'expliquer tout le reste. L'aiguille qui explique la botte de foin, ou du moins quelque chose qui s'en approche, et qui servira d'hypothèse à tester. Pour moi, c'est un peu le loto… c'est-à-dire que je choisis d'utiliser la seconde méthode. Je prends la littérature récente, je lis, je compare, je recherche, je fouille ; je me penche en particulier sur les articles scientifiques dont le texte contient des mots clés relatifs à ce mécanisme précoce de la maladie de Parkinson, avec des requêtes qui ressemblent à des formules de maths : «Parkinson»AND« mitochondria»AND«novel+mechanism»NOT«review», etc. Je regarde quels sont les signaux faibles, les résultats originaux qui sortent du cadre des consensus actuels, je farfouille à pleines mains dans des amas de foin en espérant tirer mon épingle du jeu.

Et début 2022, un papier fait clignoter un de mes petits voyants internes. Il a été publié le 25 janvier 2022[16] par une équipe de chercheurs de l'université de Louvain en Belgique, quelques jours seulement avant que je ne tombe dessus. C'est tout frais. À première vue, rien qui puisse m'amener à une potentielle idée de traitement, le titre parle essentiellement d'une protéine, PARK7, et de son rôle d'enzyme, dont la modulation permet de modifier le cours de la maladie de Parkinson dans un modèle murin – c'est-à-dire chez les rongeurs. En le parcourant,

16. Heremans, Isaac P. *et al.* « Parkinson's Disease Protein PARK7 Prevents Metabolite and Protein Damage Caused by a Glycolytic Metabolite ». *Proceedings of the National Academy of Sciences*, 119.4, 2022, e2111338119.

je découvre un détail qui n'en est pas un : le rôle de la protéine en question est, selon les auteurs, de détoxifier, d'empêcher l'accumulation dans la cellule d'un produit anormal issu de la consommation du glucose.

Et ça, pour le coup, ça m'interpelle. D'abord, parce que c'est nouveau pour moi. Ensuite parce que selon l'article, c'est ce produit qui va ensuite favoriser l'agrégation des protéines de la cellule, et que ça expliquerait bien ce qui se produit dans la maladie. Le produit de dégradation du sucre se comporterait comme de la colle à protéines : elles s'agrègent entre elles, jusqu'à saturer les capacités de digestion de la cellule, jusqu'à ce qu'elle devienne inapte à remplir ses fonctions, et qu'elle finisse par mourir.

Imaginons que la cellule est une maison en Lego®, avec à l'intérieur des structures de ces mêmes briques. En fonctionnement normal, ces briques s'assemblent et se désassemblent au fil des besoins. Mais tout à coup, quelqu'un dans la maison se met à ajouter un point de superglue entre les briques. Au début, les pièces collées ne gênent pas ou pas beaucoup, mais avec le temps, les briques collées entre elles se trouvent collées aléatoirement à d'autres paquets, et ces tas de briques indestructibles commencent à prendre de plus en plus de place, rendant bientôt la maison inutilisable. L'article belge décrit dans ce processus le mécanisme qui fabrique la colle. Et donne la recette et la composition de la superglue intracellulaire. De son petit nom « 1,3-bisphosphoglycérate cyclisé ». Fabriqué à partir… du glucose. Ce qui nous ramène à l'appellation déjà ancienne de « diabète du cerveau », qui dévoile toute sa logique…

En lisant ça, j'ai comme une illumination, et une idée qui remonte des tréfonds de mes cours de pharmacologie : c'est ça qu'il faut regarder, c'est ça qu'il faut essayer ! Je le tiens, mon signal faible. Si la trouvaille de ces chercheurs est exacte, il est possible d'y faire quelque chose ! Il faut empêcher la formation de la colle. Et ce médicament auquel je pense, il pourrait très bien avoir l'effet voulu.

Je poursuis immédiatement mes fouilles de la littérature scientifique à la recherche d'un essai clinique où mon dissous-colle aurait déjà été testé directement contre la maladie de Parkinson, histoire de ne pas réinventer la roue, et je le trouve dans la même base de données. Résultat intéressant, mais effet modeste. *A priori*, pas de quoi poursuivre sur cette piste, qui de toute façon est, de fait, divulguée dans la littérature scientifique, ce qui rendrait le médicament non brevetable. Quoique je commence à changer d'avis au bout d'une dizaine d'articles lus. Ces tests que je découvre ont abouti à des signaux ambivalents, positifs ou négatifs en fonction des études. Et c'est quelque chose ! Quand le même médicament peut avoir un effet positif et un effet négatif, cela veut dire qu'on met le doigt sur quelque chose d'important. Un potentiomètre, auquel il faut toucher ou ne pas toucher, mais qui dans tous les cas paraît avoir une action. Qui dépendra du sens dans lequel on le fera tourner…

Allez, ne nous décourageons pas, ce n'est pas fini ! Je m'entête et cherche des manières d'augmenter l'efficacité tout en améliorant son profil de tolérance chez les patients les plus fragiles. Après tout, l'essentiel de ma population cible n'a pas 30 ans…

Après quelques jours d'investigations supplémentaires dans des articles qui traitent de maladie de Parkinson et de métabolisme du glucose, je me dis que, cette piste qui me paraît à moi intéressante, et qui n'a pourtant pas l'air de prime abord d'exciter les foules, il va falloir que je m'y mette, au moins pour comprendre pourquoi elle a pu être laissée de côté. Cette molécule que je regarde de près est dans le domaine public et est remboursée à un prix ridiculement bas, aucun laboratoire ne voudrait d'un tel dossier avec une perspective de gains aussi maigre. Mais moi, je veux comprendre pourquoi ce médicament qui semble potentiellement si intéressant n'a pas connu de développement dans la maladie de Parkinson. Comment il a été testé. Avec quels résultats. Qu'apportent les données de l'article belge à toute cette histoire ? Surtout, peut-on améliorer son efficacité et si oui, comment… ?

Mais avant tout, il me faut faire commenter cette idée par un professeur en pharmacologie, pour vérifier que mon intuition part au moins dans une bonne direction. Je prends rendez-vous un vendredi soir de février avec un pharmacologue marseillais, pour en discuter autour d'un « apéro zoom », comme ça se fait encore en 2022. Et pendant une petite demi-heure, verre de rosé à la main, il m'écoute parler de l'article et me donne des conseils sur les différentes possibilités de retravailler un médicament tombé dans le domaine public afin de pouvoir protéger son utilisation par un brevet.

Ce soir-là, je raccroche galvanisé et prêt à étudier la pharmacopée en long, en large et en travers pour trouver la bonne façon de redévelopper ce médicament pour les malades de Parkinson. En plus, c'est une chance, ce candidat médicament est adapté à une diffusion large, même dans des pays où les conditions de conservation sont plus difficiles. Il coûte peu cher à produire et les recherches elles-mêmes pour le travail de repositionnement, c'est-à-dire pour appliquer un médicament déjà utilisé chez l'homme mais dans une nouvelle indication thérapeutique, divisent par deux ses coûts de développement.

Et je me goure.

Et c'est comme ça que je trouve.

Je me trompe de cible. Le médicament est un antidiabétique, et à ce moment-là je crois que c'est l'action sur le sucre qui constitue un potentiel effet intéressant, et que c'est ça qu'il faut accentuer, tout en limitant un effet indésirable de cette molécule, qui peut, lui, aggraver la maladie. Il faut donc dans mon esprit augmenter le potentiel effet de normalisation de la glycémie en limitant la dose employée. Pas très difficile, je cherche les molécules ayant un effet antidiabétique synergique, dont les effets se potentialiseraient, et qui sont dans le domaine public. Hop, j'en trouve une, hop, ce sera celle-là. Mais, aussi simple et arbitraire que ça puisse paraître aujourd'hui, deux ans plus tard, cette seconde molécule antidiabétique est étudiée dans la maladie de Parkinson pour un effet intéressant qui n'est pas lié à son mécanisme d'action hypoglycémiant ! L'histoire de la tarte Tatin qui se répète, sans sucre. Mais revenons en 2022.

Maintenant que j'ai cette idée, que je pense savoir quels médicaments combiner afin de les rendre capables d'agir sur l'évolution de Parkinson chez les patients, il faut que je dépose un brevet provisoire. Sans avoir la valeur d'un brevet régulier, ce dispositif assez spécifique au droit européen prend date, et donne un an pour étayer une idée avec des données factuelles. Pourquoi un brevet ? Parce que ça permet de verrouiller un monopole sur le traitement, condition première pour qu'un laboratoire accepte de débourser les quelques millions d'euros nécessaires pour effectuer les essais cliniques. Le brevet provisoire n'est pas étudié, il est conservé jusqu'au paiement de la taxe dite de recherche, pendant un an maximum. La rédaction de ce document, dans un langage et un style propres aux brevets, doit absolument être effectuée par des personnes habituées et compétentes. Je contacte Jérémy, un ancien doctorant de mon équipe de recherche, aujourd'hui embauché dans un cabinet de brevets, pour lui demander un devis. Le coût n'est pas négligeable : environ 3 000 euros. Très bien, allons-y, je racle mes fonds de tiroirs, et je signe le devis du cabinet de propriété intellectuelle. J'envoie ensuite mon dossier où j'ai compilé raisonnement et preuves. À peine une semaine plus tard, on me fait parvenir un brouillon d'une quarantaine de pages, avec force commentaires et demandes d'informations complémentaires. Que je fournis. Et, le 7 mars 2022, je reçois l'accusé de réception de mon dossier par l'Office européen des brevets.

Chapitre 8

SE JETER À L'EAU

Faire de cette malédiction une opportunité

Si je prends un peu de distance ou de recul par rapport à cette période, je me rends compte que malgré la maladie, ses angoisses et manifestations, l'effervescence est telle que je me sens porté.

D'abord dans mes recherches : dès la fin du mois de mars, trois petites semaines après le dépôt de mon brevet provisoire, je prends le train pour Marseille, véritable plaque tournante des projets neurologiques. La ville héberge le 29 mars la « Journée Espace & Santé », un congrès coorganisé par un groupement d'études spatiales, le Cnes[17], et par un autre sur les maladies

17. Cnes, ou Centre national d'études spatiales.

neurodégénératives, Dhune[18]. Quel lien entre espace et santé ? Et pourquoi cela m'intéresse particulièrement ? Pour nombre de raisons : l'exploration spatiale pose d'une part le problème de l'accès aux soins à distance et donc de la télémédecine, et le Cnes développe des plateformes pour intégrer les connaissances et les innovations de start-up dédiées au sujet. L'espace est d'autre part un lieu qui mime et/ou accélère le vieillissement et nombre de maladies du système cardiovasculaire, à cause de l'action conjointe de l'impesanteur et de l'absence d'atmosphère. Cette journée est à la fois un lieu propice aux rencontres et aux discussions scientifiques autour d'expériences et d'innovations, et un endroit pour engager des partenariats et chercher des points de convergence entre des projets qui peuvent se nourrir mutuellement. Voilà pourquoi je décide de m'y rendre, et aussi parce que j'ai tout bêtement besoin de remplir mon carnet d'adresses et de trouver des clients pour mon activité de conseil avec b2.biopharma, qui reste mon gagne-pain.

L'événement est organisé par le pharmacologue avec lequel j'avais longuement discuté de mes lectures autour de la maladie de Parkinson, et par une amie, Jeanne, une chercheuse rencontrée au cours d'un colloque de jeunes docteurs en 2016, qui est devenue CEO d'une start-up sur les maladies neurodégénératives, Thelonious Mind. J'ai donc prévu quelques rendez-vous dans le cadre de cette journée, notamment avec ces deux personnes, dans

18. Dhune, ou pôle des données et humanités numériques.

l'idée de poursuivre les échanges, les réflexions et de faire mûrir toutes ces interactions humaines pour en faire, pourquoi pas, des interactions scientifiques et/ou entrepreneuriales. Mais en tant qu'organisateurs de ce congrès, ils sont évidemment tous deux très pris par la logistique : le professeur en pharmaco n'a le temps que de me saluer poliment, et si je retrouve Jeanne pour prendre un verre sur le port, je réalise que je ne lui ai pas avoué mon diagnostic, et la conversation, noyée au milieu de celles plus riantes en cours au sein du petit groupe avec lequel nous sommes, bifurque bien vite sur d'autres sujets.

Je dois aussi retrouver à Marseille un associé potentiel, qui y habite. Nous ne nous sommes jusqu'à présent rencontrés qu'une seule fois, en 2014, lors d'un congrès de pharmacologie à Paris où j'avais présenté mes travaux de thèse. Et nous parler de vive voix sera une bonne occasion de faire maturer un peu ce projet d'entreprise de criblage de la littérature scientifique par son algorithme de *text mining*, que nous avons baptisé Maaia, pour « algorithme d'intelligence artificielle pour la médecine et l'agronomie », avec une référence au travail de la butineuse, qui fouille les prés pour n'en rapporter que le nectar. Projet des plus enthousiasmants, même si cela n'ira finalement pas très loin…

Cette période est un moment charnière pour moi, pour la façon dont je gère mon Parkinson, pour ma capacité à l'accepter. Je ressens soudain la possibilité d'être engagé dans un processus de guérison, en tout cas de recherche contre ma propre maladie. Cela va me tenir lieu de psychothérapie, dans la mesure où je deviens actif face à ce que je voyais jusqu'alors comme inéluctable. Je n'ai plus l'impression d'être impuissant, sur le banc de touche, à attendre que la maladie prenne le dessus tranquillement. Il y a des choses à faire. Je travaille aussi pour quelque chose de plus grand que moi, pour les autres malades, au-delà de ma petite personne, ce qui est extrêmement gratifiant, grisant même. C'est un projet dont le but n'est pas pour une fois d'essayer de me faire penser à autre chose, de me changer les idées, ce n'est pas aller voir la mer, faire de la musique ou en écouter... Je suis focalisé sur la maladie, certes, mais dans une position où je me suis finalement transformé en prédateur : je ne suis plus une victime, les rôles sont inversés.

Avec cette nouvelle dynamique combative de recherches vient aussi progressivement un certain apaisement vis-à-vis de ma condition de malade, vis-à-vis du caractère inéluctable de l'avancée de la maladie : puisque la fin de l'histoire est déjà écrite, autant y aller, je n'ai plus rien à perdre. Quitte à nageoter dans le Styx, autant chercher la bonde. Cela fait sauter quelques blocages, quelques verrous. Pas tous, bien sûr, mais celui des convenances et des attentes sociales en prend un coup. C'est quelque chose que je note souvent dans la communauté des malades chroniques : on n'a plus autant peur d'emmerder les gens, on ose davantage, on ne s'impose plus les mêmes limites qu'avant. On tente plus facilement des trucs un peu zinzins, des choses qu'on n'aurait jamais essayées dans d'autres circonstances, on ose aller à la rencontre de personnes... Je me suis amusé par exemple il y a quelques mois à faire un sketch avec un metteur en scène et acteur français, lors du gala d'un congrès de recherche médicale. Lorsqu'il m'a demandé si je voulais monter sur scène avec lui, là où je me serais d'ordinaire liquéfié et effacé du projet, j'ai eu le culot nécessaire pour accepter, et être force de proposition. Précisément parce que j'avais une conscience aiguë de n'avoir rien à perdre. Et ça s'est fait, et c'était chouette. On a sympathisé, je suis allé le voir à ses derniers spectacles, une fois même en famille, pour sa superbe adaptation d'un conte pour enfants. Malgré l'admiration que j'ai pour son travail, j'essaie de ne pas me comporter en groupie, et de profiter de ses qualités humaines comme avec n'importe quel copain. Je ne le nomme pas, ce n'est pas utile, et je ne veux pas le gêner, ni me servir des quelques mots que nous avons échangés pour me faire mousser, mais le fait est que je n'aurais jamais osé m'adresser à lui en dehors du contexte de la maladie, alors que ça m'aurait plu, malade – ou pas malade, d'ailleurs –, d'avoir cette chance de discuter avec lui autour d'un godet, pour avoir l'occasion de me sentir exister en dehors de la maladie de Parkinson. En effet, je n'ai jamais voulu le mêler à cet aspect de ma vie, comme pour montrer que si nous devions nous revoir, ce ne serait pas par intérêt, ni pour utiliser sa renommée.

Me lancer avec un groupe de rock, me produire avec lui en public, cela fait partie de ces lâchers de bride formidables que je dois paradoxalement à cette saleté de maladie. Un autre exemple typique, ce sont ces défis sportifs dans lesquels je me lance. *A posteriori*, je les trouve incroyables, honnêtement et sans fausse modestie. C'est-à-dire que je n'y crois littéralement pas moi-même, à tout ce que j'ai entrepris ces dernières années, et à l'énergie que j'ai mise dans leur organisation, la préparation physique et logistique, et la recherche de sponsors. Il faut une bonne dose de résilience pour se les prendre dans la figure les unes après les autres, les portes qui se claquent ; un bon chiffon pour essuyer les refus, et une motivation indéfectible pour continuer à écrire courrier sur courrier, autant de bouteilles à la mer qui restent lettre morte... Mais finalement, pour réussir un défi fou en kayak, il suffit globalement d'un kayak. Et d'un fou. 2022 et la remontée de la Loire à contre-courant, 2023 et la Dordogne Intégrale 360 avec Antoine, mon ange gardien de Sologne, 2024 et la Loire 725... Des épreuves physiques et psychologiques extrêmes que je me suis imposées tout seul comme un grand. Et que je n'aurais peut-être jamais tentées si Parkinson n'avait pas été dans les bagages.

Ce sont des projets qui demandent du temps, et pas seulement pour la durée du défi sportif. Il faut des semaines, voire des mois, de préparation. Et l'appui d'un certain nombre de personnes, à chaque fois. Il y a un besoin de logistique, de transport, de sécurité, de nourriture, d'hébergement, cela nécessite toute une mobilisation. Pour donner aussi à ces journées la visibilité que j'en attends, pour faire parler encore et toujours de Parkinson et de la nécessité de l'activité physique pour les patients qui en souffrent comme moi. Ce qui pourrait être considéré comme du loisir si je n'étais pas malade tourne à l'activité quasi professionnelle.

Parce qu'aujourd'hui, dans ces circonstances particulières, je ne peux pas faire dans la demi-mesure, c'est de l'engagement pur. Mon cheval de bataille, ma ligne éditoriale, ma thèse d'investissement. *Toute action ou travail à même d'enrayer ou de faire reculer l'évolution de la maladie de Parkinson à l'échelle individuelle, de celle des malades ou de la population générale.* Pour la lutte contre la maladie, c'est du travail de communication en direction des malades, en direction de leur famille, en direction des instances, en direction de potentiels financeurs de mes recherches, aussi, bien sûr. Et c'est toujours l'aventure là également, parce qu'à chaque fois je me lance encore plus fort, sans aucune certitude sur l'aboutissement de ce que j'entreprends. En ne sachant pas si je vais y arriver, si ça va être faisable, si je vais devoir prendre des risques, et si ceux-ci sont acceptables. Cela engage dans un voyage dont la destination est incertaine. Comme mes recherches.

Mais ce voyage en vaut la peine, quoi qu'il arrive, ne serait-ce que parce que pour moi il est évident qu'il faut que je me dépasse. Je dois montrer à quel point j'y crois. Faire la preuve de mon entêtement, de ma motivation à tenter quelque chose contre cette maladie. C'est évident qu'il faut que je me bouge. Ma mère dit : « Si tu vises pas la lune, t'auras que la fenêtre. » C'est l'idée : je peux agir et produire un effet qui sera peut-être significatif, ou peut-être pas. Mais si je ne me donne pas les moyens, si je vois petit, je suis certain de n'aboutir à pas grand-chose, voire à moins que ça. Je pourrais presque dire que peu importe, le principal étant de tendre vers quelque chose de désirable, vers un « mieux ». Et si je me limite à ce qui me paraît facilement réalisable, eh bien, je n'aurai jamais mieux que le plausible. Je veux au moins viser l'improbable, pourquoi pas l'incroyable. Il est possible que je rate et les étoiles, et la gouttière, et la fenêtre. Mais si je ne demande que la fenêtre, ce sera la fenêtre, au mieux.

Et puis ces défis, ces aventures, j'ai bien conscience que c'est une dynamique qui peut s'arrêter demain : la maladie évolue, mon autonomie va se casser la gueule, et moi avec. Je vais avoir de moins en moins de facilité à me mouvoir. De plus en plus de blocages dans la journée. De moins en moins de capacité à impliquer des personnes et des organismes autour de moi, parce que plus ma forme déclinera, plus mon image et mon discours en pâtiront, à cause de ce validisme dont la société a du mal à se défaire. En règle générale, pour qui me verrait dans mes phases les plus pénibles, il lui serait plus facile de s'imaginer devoir m'aider à marcher que se voir courir avec moi. Les gens vont finir par avoir moins envie de s'engager auprès de moi et de mes projets fous. Donc aujourd'hui, ce que j'ai d'autonomie, de validité, me semble une justification suffisante pour entreprendre des tas de projets, en particulier sportifs bien sûr, parce que c'est maintenant que cela se passe. « Pendant que tu le peux encore », m'avait dit ma mère en me proposant de m'offrir un voyage juste après mon diagnostic, sans réaliser la violence de cette phrase au téléphone. Oui, pendant que je le peux encore, je fonce. Tant que nous le pouvons, allons-y. Et contre Parkinson, c'est encore plus vrai, puisque c'est quand on est encore en bon état qu'il faut s'occuper de rester en bon état. C'est la voie la plus facile, non ? C'est le principe même de la prévention.

Et au-delà de tout ça, je n'ai aucune certitude sur ce dont demain sera fait, je ne sais pas si je pourrai encore m'amuser à me lancer des défis comme je le fais aujourd'hui. Alors, il faut au moins me fabriquer des souvenirs, me créer des histoires. Il faut que j'aie quelque chose à raconter, un film à me repasser quand j'en serai au stade où je ne pourrai plus faire que ça. Et cela au sens propre, puisque j'ai la chance d'être accompagné par Théo, qui est un vidéaste génial, humain, talentueux, et humble avec ça, qui me suit dans toutes mes bêtises et me crée ces films pour de vrai avec sa société de production, ARYA Audiovisuel. Grâce à lui, demain, j'aurai encore cette matière-là, ces images, pour continuer à montrer. Montrer de l'engagement, parler de la maladie, des symptômes, de la nécessité de la pratique sportive. Et pour faire revivre ces moments extraordinaires que j'ai eu la chance de vivre…

Tout cela, les recherches, les défis fous, les discussions avec des instances politiques ou associatives, ce sont des sujets qui prennent du temps. Énormément. Et bien sûr que je pourrais passer ce temps à faire d'autres choses. À « profiter de la vie »… Mais être constamment dans l'action, c'est pour moi la seule occupation valable, et ce n'est certainement pas une addiction plus mauvaise qu'une autre ! De façon paradoxale, je peux dire aujourd'hui que cette maladie m'a apporté beaucoup de choses qui sont extrêmement positives. Mais ne nous précipitons pas, rembobinons un peu le film et retournons à nos moutons, et à mon brevet provisoire tout juste déposé, car le chemin est encore bien long…

Chapitre 9

UNE BOUTEILLE À LA MER

Face à la réalité du modèle

Si j'ai vu juste, il est possible d'enrayer l'évolution de la maladie de Parkinson à l'aide de deux antidiabétiques. J'ai simplement émis une hypothèse, à ce stade. Le brevet provisoire porte bien son nom : à partir de son dépôt, le 7 mars 2022, la réglementation me donne un an tout pile pour apporter les éléments de preuve nécessaires et suffisants pour étayer mon hypothèse. Si je n'y parviens pas, il me faudra redéposer une demande, ce qui veut dire perdre le bénéfice de la première date : si quelqu'un d'autre a eu la même idée entre-temps et qu'elle est publiée où que ce soit, le brevet ne me sera pas accordé à l'issue de la procédure. Je réalise que j'ai lancé une clepsydre qui ne m'attendra pas, que je n'ai plus le moindre sou en poche, que je n'ai pour l'instant pas plus de preuves que ça... Et c'est justement ce qu'il me faut pour commencer : une simple preuve de concept. J'entre donc en contact avec deux laboratoires privés qui font des expériences à la demande sous forme de prestation de services. Indispensable, puisque je n'ai pas (enfin, pas assez) de rats à la maison, juste une grosse femelle baptisée Anne-Charlotte confortablement installée dans mon compost. Et quand bien même, si je voulais réaliser des essais à domicile, le temps de trouver le bon modèle expérimental et de faire de belles manipulations robustes et utilisables, l'année serait largement envolée... Je fais donc établir des devis, pour savoir combien il va me falloir trouver. J'ai ma réponse : à peu près 50 000 euros, *a minima*, pour étayer mon idée et produire en même temps cette preuve. La charrue et les bœufs au même moment...

Il va falloir aussi que je pense à vendre ma solution à quelqu'un qui saura la développer. Le potentiel d'un médicament comme celui-là est colossal : il s'agit de soigner des millions de patients dans le monde. Je me projette : cela veut dire que le brevet, si j'arrive à financer les études, si elles se révèlent positives, si je peux le transformer en brevet régulier, et enfin s'il est octroyé, vaut beaucoup, beaucoup d'argent. Je me dis que je vais jouer là-dessus. De la spéculation sur une valeur hypothétique, si tous mes « si » se soldent par des « et ». Perrette et le pot au lait au pays de l'industrie pharmaceutique. Je m'imagine à ce moment-là me présenter avec mes données scientifiques qui valent peut-être de l'argent, en précisant bien que je n'en demande rien du tout, ou juste de quoi rembourser ce que j'ai investi dedans. Je veux juste que des gens misent sur la valeur potentielle, reprennent le projet au bond, portent les expériences animales réglementaires préalables aux essais cliniques, et se fassent de l'argent avec ça. Pourvu qu'ils testent le médicament et le développent ensuite. Il y a bien un laboratoire qui va comprendre ! Qui va se dire qu'il y a quelque chose à creuser là-dessous. Ils vont bien mettre quelques scientifiques sur la question, pour aller regarder les données et conclure : « Ah oui, il y a quelque chose à faire avec ça… Il faut absolument qu'on monte une équipe, il faut absolument qu'on travaille là-dessus. »

Je me fais de jolis scénarii, autant de rêves éveillés où je reçois un accueil enthousiaste, tapis rouge déroulé à mes pieds… Me voilà parti avec ma naïveté et mon petit dossier scientifique sous le bras, et je commence à aller frapper aux portes des laboratoires biopharmaceutiques en exposant mon pitch : « Voilà, j'ai des données scientifiques confidentielles à ce stade, mais sous réserve de signer un accord de confidentialité, je vous les présente et vous pourrez juger de leur pertinence, et le cas échéant, développer le médicament. Vous aurez le brevet dessus, donc vous aurez vingt ans de monopole sur l'exploitation. Vous, vous pourrez vous faire de l'argent et moi, j'aurai le bénéfice du médicament et je pourrai me soigner, ainsi que des tas d'autres personnes par la même occasion. » C'est un bon pitch, non ?

Mais je me retrouve face à deux écueils. Le premier, c'est que les choses ne fonctionnent pas du tout comme cela au niveau des laboratoires pharmaceutiques. Ils n'ont ni les structures ni les compétences pour travailler sur des projets à ce stade, tout simplement parce que ça ne les intéresse pas. Il y a bien trop d'étapes à franchir avant d'en faire un médicament autorisé, et pour les premières il est nécessaire de monter des équipes de pointe. Ce qui prend du temps et de l'argent. Les grandes biotechs sont donc naturellement plus portées vers l'acquisition de candidats plus matures, des projets *dérisqués*.

Et puis le second écueil, c'est tout bonnement que je ne suis pas issu de la neurologie. Je perçois donc un vrai questionnement autour de ma légitimité scientifique. En gros, les laboratoires me répondent : « Vous êtes marrant, mais toutes vos publications scientifiques tournent autour de l'immunologie et de l'analyse des protéines, vous n'êtes pas du tout expert de la maladie de Parkinson. En fin de compte votre parole, vos hypothèses, elles ne valent pas grand-chose. Vous suivre, ce serait un petit peu faire du tir de fléchettes sur un cheval, à l'envers, de dos avec un bandeau sur les yeux. »

Et hop, déjà trois mois de grillés sur mon calendrier… À la fin du mois de mai, j'ai réussi à contacter les services de collaborations stratégiques de trois laboratoires, ce qui en soi est un petit succès, mais aucun n'est intéressé pour reprendre le projet. On arrive déjà à l'été et on sait bien que l'été, il ne se passe rien. Je profite de mes séances de canoë sur la Loire pour réfléchir à mes méthodes, à la façon dont je peux mettre en œuvre ce projet qui me tient plus qu'à cœur, mais pour l'instant, rien ne vient. Le tic-tac devient assourdissant : quand je vais rentrer de vacances, trois mois de plus auront passé, et il ne me restera même pas six mois pour avoir une chance de démontrer mon hypothèse et de faire quelque chose de ce projet.

Nous profitons malgré tout au mois d'août d'une bonne pause estivale en famille, avec ma grand-mère. Il faut dire que la maison de Locquémeau, dans les Côtes-d'Armor, s'y prête bien. Elle est dans la famille depuis deux générations, j'y vais depuis mon enfance. Une maison humide, au fond d'un cul-de-sac, à deux pas d'une pointe rocheuse flanquée de deux plages de sable fin où mon arrière-grand-mère s'est baignée bien au-delà de ses 80 ans. Cet été est un peu particulier, puisque c'est la première fois que nous y allons, Marie, Émilie et moi, pour nous occuper de ma grand-mère, qui n'est pas au courant que je suis malade. Or, ça fait déjà quatre ans que je connais mon diagnostic, et certains de mes symptômes ne sont pas tout à fait corrigés par le traitement. Notamment mes mouvements, qui peuvent être un peu lents le matin et le soir ; lors de la sortie de l'eau à 17 °C de cet océan Atlantique, j'ai du mal à me sécher normalement. Passer la serviette dans le dos, frotter efficacement sans trembler, enfiler les vêtements sur la peau mouillée avec de l'eau salée, autant de défis que j'affronte avec le stress de devoir mentir si une question venait à surgir.

Et puis, via Facebook, je discute pour chercher des idées et de l'aide, la nouvelle se répand comme une traînée de poudre et je dois au fil des journées répondre à mille appels d'autres patients, de proches de malades, d'associations, de bonnes volontés qui me proposent de monter des projets, tous autour de la maladie de Parkinson, dont je n'ose même pas prononcer le nom devant l'ancêtre, de peur qu'elle ne fasse le lien toute seule.

Pourquoi ne pas la mettre au courant ? Pour une raison toute simple : elle a tendance à être obnubilée par les mauvaises nouvelles, à rester bloquée sur les annonces-choc. Ses trois enfants, ma mère, sa sœur et leur frère, craignent pour son moral. S'ils ne sont jamais d'accord sur rien, météo incluse, ils se sont montrés unanimes là-dessus.

Alors, je prends mes médicaments dans ma chambre, avant de descendre, je laisse Marie gérer quand les symptômes sont trop présents, et je pose beaucoup de questions à Mamie pour la laisser parler le plus possible et éviter d'amener la conversation sur le terrain glissant de mes activités professionnelles. Par chance, le chemin pour aller jusqu'à la plage carrée de la pointe du Dourven est pentu, jonché de racines, et chaque obstacle du chemin peut facilement être une distraction, un motif à changer de sujet ou à botter en touche.

Cet état d'esprit un peu schizophrène, entre petit-fils modèle et malade de Parkinson, je le retrouve aussi dans mes émotions. J'oscille au gré des vagues entre une décontraction relative, pendant les sessions de jeux de plage ou les trajets au bras de Mamie, et la sensation intermittente d'avoir voulu sauter dans le grand bain et de perdre pied. J'ai une désagréable impression d'avoir mis la charrue avant les bœufs en déposant ce brevet provisoire. Je n'ai pas les moyens de me payer les expériences qu'il faut pour l'étayer, je n'ai pas réussi à convaincre les trois laboratoires que je suis parvenu à contacter pour qu'ils le reprennent… Une grande paraphrase de Giscard d'Estaing et de son « On n'a pas de pétrole, mais on a des idées ». En creusant des trous dans le sable, je ne sais pas ce que j'attends : une illumination ou un gisement d'or noir ?

Les contingences du quotidien, les jeux et les récits des uns et des autres finissent par avoir raison de ces divagations diurnes. Après tout, quitte à ce que le vent ne souffle plus dans les voiles, autant en profiter pour piquer une tête. Avec trois générations ensemble au bord de la mer, profitant des températures douces de la côte là où le reste du pays passe en mode cuisson à l'étouffée, nous dormons bien, et nous nous couchons relativement tôt. Tant et si bien que le matin, à 6 heures, au lieu de compter les moustiques repus qui colonisent le plafond, expliquant les démangeaisons qui habitent mes voûtes plantaires, je décide d'aller calmer tout ça à coups de sable et d'eau de mer. Le plaisir de m'isoler tôt le matin, d'avoir la mer pour moi tout seul, de nager tranquillement à la fraîche, me requinque. Ça tombe bien, les vacances touchent à leur fin. Deux semaines. La première pour réussir à laisser décanter le tumulte, la seconde pour ouvrir les yeux et voir enfin clair.

Non, aucun laboratoire, petit ou grand, ne prendra le projet de recherche d'un malade, même d'un pharmacien-chercheur. Non, je n'ai aucune piste pour un financement me permettant de supporter les essais en laboratoire. Et non, je ne veux pas lâcher mon idée non plus. Ça n'est pas une question de montant investi.

Ça n'est pas une question de temps engagé. Cela devient presque plus de la curiosité, l'envie de savoir si par miracle c'est un ticket gagnant que j'ai entre les mains.

Car malgré les attaques sur ma légitimité, malgré les sommes à engager, le temps et les ressources humaines à mobiliser juste pour connaître la réponse, c'est bien ça qui me réveille chaque matin. Il m'arrive de mentir un peu, de me mentir à moi-même y compris, de prétendre que je me fiche de savoir si la solution à la maladie de Parkinson viendra de moi ou de quelqu'un d'autre. C'est en partie faux. Bien sûr que l'envie de bénéficier d'un traitement, quelle que soit son origine, prime. Bien sûr que si demain un essai clinique montrait qu'un traitement a la capacité de me renvoyer dix ans en arrière, je me le ferais prescrire et délivrer sur-le-champ. Mais ça n'a rien à voir avec le besoin viscéral que je ressens depuis que j'ai déposé ma demande de brevet provisoire. Cette envie de savoir si j'ai raison. Si mon idée est à même de stopper l'évolution de la maladie. C'est d'ailleurs plus qu'une envie, c'est une obsession. Et je sais qu'au fond, les refus que j'ai essuyés ne sont guère qu'un prétexte à ce qui va advenir. Alors comme ça, ils n'en veulent pas, de mon idée ? Eh bien, je suppose que je vais devoir porter le projet moi-même ! Partir de ce dossier d'une cinquantaine de pages. Mettre sur le papier les étapes entre l'état d'avancement du jour et l'état à atteindre, puis morceler tout ça en petits pas. Les petits pas, ça me connaît. Tous les malades de Parkinson connaissent, après un certain temps. Et ils savent aussi qu'à coups de petits pas, il est possible de parcourir le même chemin qu'avec des grands. C'est juste une question de résilience. D'opiniâtreté. C'est le mot sympa pour dire « têtu ». Et si j'ai bien un défaut, c'est que, comme disait Roger Hargreaves dans *Mme Têtue*, je ne suis pas têtu comme une mule, mais comme un troupeau de mules. Ça tombe bien, parce que pour la suite, ça va être utile, sinon indispensable.

Et c'est sur la plage, ce n'est pas étonnant, que l'idée d'une solution commence à poindre, enfin. J'observe un groupe de personnes non loin qui gonflent des stand-up paddles et qui partent se promener dessus. Voilà. C'est ça qu'il faut que je fasse ! Un défi sportif, pour collecter de l'argent. Je pourrais réussir à financer mon projet, mes premières expériences. Je n'ai besoin de lever que 50 000 euros, finalement, ça ne doit pas être très difficile à atteindre avec un projet de financement participatif… Je m'enflamme immédiatement : allez, je vais faire un Ironman, un truc assez fou pour que les gens adhèrent au projet, pour qu'ils y croient. Ça doit être une sorte de profession de foi, que les gens se disent : « Oui, ce mec, s'il entreprend ça, c'est qu'il y croit dur comme fer, soutenons-le ! » Oui, un Ironman, c'est une bonne idée, ça fait un marathon, 180 km à vélo, puis une dizaine de kilomètres à la nage. Du vrai bon engagement. Assis sur le sable, j'en parle à ma femme, qui me demande illico si je suis capable de faire 180 bornes à vélo. Je dois bien lui avouer que non. Enfin en tout cas, je ne l'ai jamais fait. Elle me demande ensuite si j'ai déjà couru un marathon. Non plus. Mais je sais bien nager. Elle me dit que c'est un petit peu *light*. Elle a raison. Mais je n'ai pas dit mon dernier mot.

Chapitre 10

LE(S) FOND(S)

Financement participatif avec Parkinson-sur-Loire

Quand on rentre à la maison à la fin de l'été, mes réflexions se sont précisées. J'écarte l'idée d'un événement ponctuel, sur une seule journée ou à un seul endroit. Je me dis que, dans le fond, le sport que je pratique le plus, c'est le kayak, sur la Loire. Et comme je pars le plus souvent en faire tout seul et que j'ai besoin de reprendre ma voiture après pour rentrer, j'ai pris l'habitude de faire des allers-retours. L'aller à contre-courant, le retour dans le sens du fleuve. Elle m'intéresse, cette image de contre-courant, elle a un côté pédagogique : le courant peut symboliser la maladie neuro-évolutive, intarissable et inépuisable, et le kayakiste ne peut qu'utiliser son corps et ses muscles pour éviter de régresser trop vite. L'effort physique contre l'inexorable.

Alors finalement, cet effort à produire, ce défi pour un *crowdfunding*, ça pourrait être de remonter une partie de la Loire à contre-courant. Pourquoi pas même toute la Loire navigable jusqu'à Roanne ? Ça, ça serait quelque chose. Ça prendrait certainement un peu de temps, mais ça permettrait de communiquer dessus, de travailler en amont et en aval, sans mauvais jeu de mots. Avec cette dimension pédagogique de la métaphore du courant, qui serait intéressante pour la presse. Ce serait assez fou pour en faire parler, non ?

En quelques heures, me voilà persuadé que c'est absolument ça qu'il faut que je fasse. Le fondement soudé à mon canapé, je projette de remonter 725 km à la pagaie, en quelques semaines, en plein automne. Les plans foireux ont tous ça en commun, au début ils ont l'air d'être des idées géniales. Et en une heure, sans bouger de mon coussin, je regarde les sites de *crowdfunding*, je crée une page pour collecter les dons, une page Facebook, et je prévois toute ma petite organisation : comme Émilie retourne à l'école en demi-pension pour la grande section, avec l'accueil périscolaire en fin d'après-midi, je pourrai partir à la journée et rentrer le soir, et entrecouper mon défi de journées de boulot pour me requinquer ! Quoi de mieux qu'une petite préparation de formation pour un client, un peu de documentation scientifique à lire ou un petit cours à donner à la fac entre deux journées à pagayer ? Blague à part, il faut bien financer le défi, et les formations en question sont planifiées depuis longtemps et devront donc être honorées, je dois les prendre en compte dans le calendrier... Nous sommes quelques jours avant la rentrée scolaire, et comme tout bon couple du XXIe siècle, chacun derrière notre téléphone, nous pianotons l'air de rien. Marie relève la tête de son téléphone, elle m'observe. Je croise son regard, qui a quelque chose d'étonné. Au moment où elle prend la parole, « Ting ! » Notification dans mon cerveau. Meeerde, c'est ça que j'ai oublié !

« Euh, Brachet, tu m'expliques ce que c'est que cette histoire de défi ? »

Voilà, c'est ça. J'ai oublié d'en parler à ma femme avant d'ouvrir le ban. Ducon. Mais alors, Monsieur Ducon.

Par chance, et c'est vraiment de l'ordre de la chance tant j'ai parfois le sentiment que je ne la mérite pas, elle a, malgré mes boulettes, mes échecs, mes idées tordues, mes plans foireux et mes changements d'avis, toujours été là, soutien infaillible et indéfectible.

Tant et si bien que notre discussion va rapidement porter sur l'aspect organisationnel et logistique : nous commençons à penser les choses sur un calendrier qui s'étale de début octobre à fin novembre. Quinze dates. Quinze étapes de 50 à 90 km chacune à contre-courant pour rallier Roanne en partant de Saint-Nazaire. Il me faudra un véhicule pour assurer ma sécurité et me récupérer à la sortie de l'eau. Je mets Morgane à contribution, quand elle a de la disponibilité, des journées entières parfois entre un casting, une formation, un cours de combat au sabre laser, et les corrections de son article de thèse de sciences. Anthony, que je ne connais alors que depuis une petite année, se montre également d'un grand soutien en créant avec son talent et son œil de graphiste-né un site web dédié au défi, qui permettra de communiquer autour de ce que j'entreprends. Dès le début de cette aventure, il s'engage, il est là, à m'assurer comme on assure en escalade.

Je cherche des contacts presse et commence à consulter en amont du défi des municipalités pour tenter d'obtenir des rendez-vous avec des élus. J'essaie de faire un peu monter la mayonnaise. J'espère avoir des relais dans les grandes villes, mais difficile d'obtenir l'adresse e-mail directe des élus, et je sais bien que les formulaires de contact sur les sites web ne me seront d'aucune utilité. Tant pis, après tout, qui ne tente rien n'a rien, je les remplis quand même pour Nantes, Angers, Tours, Orléans et Nevers. Angers finira par me répondre qu'ils ne sont pas sur la Loire, mais qu'ils me mettent en relation avec les élus de Rochefort-sur-Loire, créant ce qui restera le plus beau comité d'accueil de « Parkinson-sur-Loire », et Nevers me répondra également, relayant ma démarche dans leur journal d'information des usagers.

Le grand départ a lieu le 5 octobre 2022, à Saint-Brévin-les-Pins en Loire-Atlantique. La veille au soir, je réalise que le kayak que j'ai prévu d'utiliser est un bateau adapté à la course en ligne, vraiment effilé et peu stable. Une bûche. Ça fait trois semaines que je prends bain sur bain, bûche sur bûche sur ma bûche en fibre de verre. Je m'entête, je remonte, je vide le bateau, je fais quelques mètres, je replonge, des dizaines de fois. Le 4 octobre à 16 heures passées, je me rends à l'évidence, enfin. Ça ne va pas être possible, je ne vais jamais aller au bout, avec ça. Je me mets en quête d'un bateau stable, parce que je sais que sur la Loire, au niveau de Saint-Nazaire, j'aurai vraiment affaire à des conditions maritimes, avec de la houle, des vagues, du vent, des bateaux ; la stabilité, ça va être le plus important. Je vais donc trouver Jéjé, un copain kayakiste au club de Veigné. Un barbu au cœur en or, le genre qui sait que je suis en train de m'embarquer dans un truc de taré, impossible, et qui répond présent à chaque sollicitation sans jamais essayer de me dissuader ou de me faire changer d'avis. Et à 19 heures, ce beau soir d'octobre, je récupère un kayak de slalom qui prend place sur le toit de ma voiture pour partir le lendemain matin à Saint-Brévin-les-Pins. Enfin, si je trouve de l'essence. Oui, nous sommes en octobre 2022, il y a des blocages un peu partout aux abords des raffineries, et des hordes de véhicules assaillent les quelques stations avitaillées, siphonnant l'or noir à peine déposé par les camions-citernes.

Momo part se coucher, je l'informerai vers 4 h 30 du matin que j'ai trouvé de l'essence et qu'on peut y aller ! En route pour Saint-Naz' !

Sur place, je retrouve Jean-Michel, ancien champion de kayak, qui m'accompagne dans cette première étape. Nous nous mettons à l'eau, en route vers Paimbœuf. La houle se forme, je me traîne. Jean-Michel, monté sur un bateau de course, me laisse après une heure et demie à m'attendre, au niveau du phare de Paimbœuf, en me souhaitant bonne chance. Il y a de la houle et du vent de travers, je lui suis très reconnaissant pour sa présence et son accompagnement. À mesure que je progresse, la houle augmente, mon kayak part en lacet sur chaque dos de vague, et quatre heures plus tard, j'abdique. Je donne tout ce qu'il me reste pour ne pas chavirer en me laissant emporter sur la rive droite par la houle, pour aller m'échouer au bout d'un marécage marbré de bras morts qui sert de pâture à un troupeau de vaches. Je sors mon téléphone.

« Viens m'chercheeeeeeeeeer !

— T'es où ?

— Rive droite, je t'envoie les coordonnées.

— Tu veux pas retraverser vers la rive g…

— Non. Je suis mort, j'ai froid et je me suis fait peur.

— OK, mais je suis à huit minutes de toi par la rive gauche, et le GPS me dit cinquante minutes pour te rejoindre rive droite par le pont de Saint-Nazaire… »

Je traîne le kayak au travers du champ et me place sur la route à peine carrossable. Et j'attends, couvert de vase et crevé, mais encore relativement en forme, la maladie n'ayant à ce stade pas son mot à dire face à ma détermination. Cinq heures, et moins de 20 km sur les 50 prévus. « On n'est pas rendus à Loches », dirait l'autre. Mais on pourrait lui opposer que de toute façon, Loches n'est pas sur la Loire.

Dans la voiture, je m'endors au bout de 200 ou 300 m, et me réveille à quarante-cinq minutes de la maison. J'appelle Marie, qui me demande comment ça s'est passé. Je lui réponds que j'ai faim. Elle me prépare une raclette, de quoi me remettre après ces émotions. Elle va être vachement longue, cette remontée. Heureusement, la cagnotte bouge tous les jours, et ça me motive à poursuivre.

Pas le temps de me remettre plus que ça, le surlendemain nous repartons de Fondettes, direction Ancenis. Je reprends là où j'aurais dû atterrir l'avant-veille au soir, tant pis pour les 725 km. Encore plein d'espoir sur ma capacité à dompter le kayak de course, je l'emporte avec moi sur le toit. Il fait beau, et Morgane a prévu d'aller visiter le zoo d'à côté, mais a la bonne idée de rester près de moi pendant les premiers tours de pagaie. Et au bout de 100 m, c'est l'heure du verdict. Je change de bateau. Seule victoire, je ne suis pas tombé. Maigre victoire, mais victoire quand même. Ce jour-là, la journée se passe plutôt bien, le paysage défile tout doucement, pas particulièrement beau, mais moins hostile que la veille. Je rallie Rochefort-sur-Loire, en kayak pour une partie, puis la fin en voiture parce que j'ai rendez-vous avec le comité France Parkinson du Maine-et-Loire. Ils sont une quarantaine à m'attendre en scrutant la rivière, un peu surpris d'être pris à revers par un type qui descend d'une voiture. Je leur explique qu'à contre-courant, ça va moins vite que prévu. Alain Morvan et Michel, deux kayakistes chevronnés, sont venus à ma rencontre. Je monte dans leur kayak deux places pour faire quelques photos et je discute avec toutes ces personnes qui se sont déplacées pour me rencontrer, puis je rentre à la maison : terminé pour cette première semaine de défi.

Le 13 octobre, je dois rejoindre Tours, où je suis attendu par France Bleu Touraine, *La Nouvelle République* et par des élus du Service social et santé. Je reçois des appels depuis mon bateau : « Vous êtes en retard. » Les bras m'en tombent. Ils sont déjà bien endoloris, ralentis, et pourtant je dois les maltraiter encore pour passer les zones où le courant est plus fort, progressant centimètre par centimètre et reculant au moindre coup de mou. *Vous êtes en retard.* J'hésite entre rire et répondre « merde ». Et puis finalement, je m'excuse. Ce jour-là, mon Jéjé vient me coacher depuis le bord pour me motiver au passage du dernier pont. « Tiens-toi vers l'avant, t'es pas à la plage, pousse sur le haut de ta pagaie, allez, vas-y champion ! » Je passe le pont, et j'accoste à *La Guinguette de Tours*. Je réponds aux questions des journalistes, une nouvelle occasion de parler de mon espoir de traitement et des fonds qui me sont nécessaires pour aller plus loin. On discute un peu avec celles et ceux qui ont pu attendre malgré mon « retard », deux élues de la ville de Tours, mon père, deux ou trois malades et une dizaine de copains. Ensuite, retour à la maison, prochain départ le mercredi 19.

Une grosse angine menace cette nouvelle étape, la poisse. Je me laisse la matinée pour me décider et puis quitte à avoir bousillé la moitié de la journée, je repars bille en tête avec le kayak de course, et passe l'après-midi à vider mon bateau et à remonter dedans. À l'issue de quoi j'abandonne définitivement l'idée de me servir du kayak. Je prends rendez-vous avec Alain, kayakiste émérite de Rochefort-sur-Loire, qui est devenu un ami depuis, pour échanger ce bateau contre sa pirogue, ou plutôt un « OC1 », pour « ocean canoë » ou « outrigger canoë », monoplace. Ce bateau, dérivé des pirogues polynésiennes, mais avec une coque de surfski[19], et un « ama »,

19. Kayak ouvert fait pour surfer les vagues avec de la vitesse.

ou flotteur latéral, est à la fois profilé et stable, exactement ce qu'il me faut pour remonter la Loire à contre-courant. Changement d'ambiance pour la suite, je commence à prendre du plaisir. Mais le courant forcit aussi au fil des pluies, et les journées raccourcissent. Je mets un peu de côté les relations presse et avec les élus : toujours un article par-ci, par-là, un rendez-vous avec un journaliste à Orléans, mais cela se passe plutôt le matin, à la mise à l'eau, car si je sais d'où et quand je pars, je comprends que mes heures d'arrivée sont très aléatoires : il suffit d'une zone de courant fort pour décaler de plusieurs dizaines de minutes mon parcours hypothétique.

C'est pendant une de ces étapes que mon téléphone sonne un jour, et que je décroche pour me trouver avec un journaliste du journal *Le Monde* à l'autre bout du fil. Il a entendu parler de moi dans la presse, et souhaite m'interviewer. Et le comble, c'est qu'il se met en devoir de m'expliquer que *Le Monde*, c'est quand même 22 millions de lecteurs, et qu'un tel article me permettrait de gagner en visibilité… Je ris de bon cœur : il a gagné au moment même où il m'a dit qu'il travaillait pour ce grand journal. Oui, je l'attendrai chez moi le jour où ça l'arrangera le plus, avec grand plaisir !

Après Sancerre, les semaines s'enchaînent. Je pars désormais seul, en appliquant cette méthode qui m'a amené à entreprendre ce défi : je remonte pendant quatre ou cinq heures à contre-courant, puis je redescends le fleuve jusqu'à la voiture. Ces longues étapes en solitaire m'épuisent physiquement, mais elles sont aussi l'occasion de prendre du recul. J'observe les évolutions de mes symptômes, entre le réveil, la dynamique de l'effet de la dopamine, que j'emporte avec moi dans un boîtier étanche (il vaut mieux). Je vis mes premiers blocages, de préférence dans des zones dangereuses où je dois réagir vite. Et puis je traverse aussi nombre de planiols, immenses baignoires sans une once de courant qui se prêtent à la réflexion sur le parcours, les prochaines étapes à entreprendre et le futur du projet en fonction des résultats des expériences à venir... À ce moment-là, je découche, hébergé par Samuel et son adorable famille à côté de Decize. Je ne les connais que par des discussions sur les réseaux sociaux via la page dédiée au projet, et pourtant lorsque j'arrive le premier jour ils m'attendent tous, bien au courant de ce que je fais, avec une bienveillance incroyable. Ils m'ont préparé les spécialités du coin, et en quantité pour rassasier l'affamé que je suis. Ils me logent, me nourrissent, et m'encouragent ainsi pour plusieurs nuits, à cheval sur les deux dernières semaines du défi.

C'est également la période où je vais rencontrer des oppositions assez fortes, aussi contre-intuitif que ça puisse paraître. Je suis en contact avec une association de patients de Parkinson, que je ne nommerai pas, qui finit par me mettre des bâtons dans les roues, après avoir d'abord proposé de m'aider avec la gestion des dons pour que ce soit transparent vis-à-vis des donateurs. Le président de l'association, un autre malade de Parkinson, me prend peu à peu en grippe, puis m'accuse de manquer de transparence et rompt la communication, conservant quelques centaines d'euros de dons faits par un des associés de ma mère au passage...

Le dernier jour de ma remontée de la Loire navigable, j'approche de Roanne. Nous sommes le 17 novembre 2022. Anthony, ce grand randonneur des monts du Massif central, qui a fidèlement pris des nouvelles chaque jour, est venu récupérer ma voiture pour l'amener à mon point d'arrivée, à 20 km de là. Alors que je suis encore sur l'eau, je reçois l'appel du président de l'Association groupant les parkinsoniens de la Loire, ou AGPL, un ancien officier de police judiciaire et pompier, qui me dit : « Alors comme ça, tu es en train d'arriver à Roanne ? On est une association du département, comment se fait-il que je n'entende parler de toi qu'aujourd'hui ? » On passe un bout de temps à discuter, tout en pagayant pour ma part, et on décide de poursuivre l'échange plus tard et de se rencontrer. C'est finalement cette association qui prendra en charge la gestion des dons au projet, et je ne remercierai jamais assez Franck, son président, pour cela, car sans elle rien n'aurait été possible.

J'avale les derniers kilomètres et j'arrive enfin à Roanne, où je suis reçu à la caserne des pompiers, par une des plus jeunes malades que je connaisse, qui y travaille malgré la colocation avec « sa petite coccinelle », comme elle nomme la maladie, qu'elle espère bien voir s'envoler un jour de beau temps.

Après toutes ces étapes et cette fatigue accumulée, je ne suis étonnamment pas si ému d'être arrivé à destination... Parce que tout cela m'a amené à considérer que ce n'est pas la fin d'une aventure, ça n'est au contraire que le début ! Si je n'ai en définitive remonté qu'environ 150 km de la Loire à contre-courant, le défi est un succès, puisque mon but est atteint. Plus de 45 000 euros ont été collectés, 15 485,30 euros *via* les 319 donateurs de la cagnotte en ligne, et le reste par le biais de l'AGPL. La prochaine marche est devant moi !

Chapitre 11

TERRE EN VUE !

Premiers résultats

Me voilà avec mes 45 000 euros en poche, qui ne sont pas vraiment « les miens » puisque d'une part ils sont hébergés par l'Association groupant les parkinsoniens de la Loire, et parce que d'autre part ils vont à plus ou moins court terme servir à financer des expériences chez deux prestataires de services marseillais, qui seront chargés de vérifier par leurs manipulations le bien-fondé de mon idée. Il s'agit de Neuron Experts et Syncrosome, qui font respectivement des expériences *in vitro* et *in vivo*, moyennant finance, et sont spécialisés dans les maladies neurologiques. Ce sont eux qui m'ont donné l'estimation des montants à engager pour faire une succincte preuve de concept, et en ce beau jour de décembre 2022, nous avons une réunion qui doit servir à déterminer précisément les expériences qui seront menées dans ces deux structures pour le compte de mon projet. Il reste quatre mois avant que mon brevet provisoire ne soit caduc.

Ils m'expliquent très vite que si les expériences préliminaires envisagées vont bien pouvoir se faire avec la somme collectée, 45 000 euros, cela reste un montant modeste, en particulier pour les modèles animaux. Qu'avec cette somme il y a peu de chances de pouvoir montrer ce que je veux montrer, notamment parce qu'il va falloir tester différentes gammes de concentrations allant du simple à plus du centuple pour être bien certain d'identifier un effet, si tant est qu'il existe... Je me décompose intérieurement, mais Rémy et Sandra, mes interlocuteurs du jour qui sont tous deux dirigeants de leur entreprise, n'ont pas terminé. Ils en ont parlé, ils ont vu dans la presse à quel point je m'étais investi pour collecter le montant sur la base duquel nous avions discuté et se sont émus de ma situation. Ils ont donc décidé d'un commun accord de se porter mécènes de mon projet et de doubler mon apport. C'est-à-dire de m'offrir une somme équivalente en expériences complémentaires, ce qui me permet de doubler le montant injecté et d'espérer aller chercher des résultats plus intéressants, plus robustes aussi, de confirmer peut-être les choses plus solidement si un signe ténu apparaît.

Fatigué par ces dernières semaines qui ont été bien éprouvantes, touché par leur générosité, je manque de pleurer en pleine réunion. Je trouve ça tellement formidable, cet engagement. Tellement gentil, tellement désintéressé de la part de personnes qui vivent pourtant de cette activité, et ne peuvent donc pas faire de ce genre de cadeau une habitude. Ils s'apprêtent à manger sur leur pain pour me permettre à moi de montrer quelque chose, comme s'ils partageaient mon espoir un peu fou. Ils s'engagent à mes côtés, et non pas seulement à faire des expériences pour moi. C'est peu dire que cela compte énormément.

Nous avançons dans nos discussions, une fois la grosse vague d'émotion passée, et il en découle une méthode pour la suite. Voilà ce que nous allons faire : pour regarder si le médicament que j'ai en tête a un effet contre la maladie de Parkinson, il nous faut travailler dans deux modèles. D'une part un modèle *in vitro*, c'est-à-dire sur des neurones de rat cultivés dans des puits en plastique. Et d'autre part chez des rats, rendus parkinsoniens par l'administration d'un toxique, qui vont ensuite être traités avec le médicament.

À partir de là, je suis comme un gosse un 25 novembre. Je compte les jours. J'essaie de noyer l'attente dans le travail du moment, dans des prestations en cours pour des laboratoires pharmaceutiques, dans un module de formation en réalité virtuelle pour l'habillage des techniciens de zone stérile pour la production de médicaments, dans une intervention pour un incubateur d'étudiants-entrepreneurs... Tout est bon pour détourner mon attention. Et je rêve. Je rêve de résultats positifs. Je vérifie plusieurs fois par heure que mon téléphone est bien allumé et que la sonnerie est activée.

Je sais que les expériences sont en cours à Marseille, dans ces deux laboratoires où je n'ai jamais mis un orteil, et tout ça paraît irréel. Je viens du monde académique, j'ai mené des expériences de mes mains pendant des années, même si je dois l'avouer, j'ai toujours refusé de manipuler sur des modèles animaux. Les réunions d'équipe étaient l'occasion de commenter les protocoles expérimentaux, de poser les questions, de discuter ou d'interroger le modèle choisi par un chercheur ou un doctorant. Là, c'est plus direct. Une réunion, on décide du modèle, des paramètres à tester, des concentrations à appliquer. La réunion se termine, les caméras se coupent, et c'est parti. À 1 000 km de ma maison, une personne que je ne connais pas va sortir des réactifs d'un frigo, d'un placard, et se mettre au boulot. Pas de tergiversations. Et puis il va falloir attendre. Je n'ai pas de contacts intermédiaires, pas de coup de fil pour me dire comment ça se passe, et je veux me comporter en professionnel et éviter de les appeler tous les quatre matins, les laisser bosser tranquillement. Alors que dans ma tête, j'ai un enfant qui me tire par la manche toutes les trente secondes, en me demandant où ils en sont et si ça va être encore long… La date du 7 mars passe, c'est la date limite de validation du brevet provisoire, et le cabinet de propriété intellectuelle que j'avais mandaté pour prendre en charge le dossier me demande si j'abandonne le brevet provisoire ou si nous le redéposons. Le coût est de quelques centaines d'euros, je suis dans l'attente des résultats des expériences, je ne me pose même pas la question. Bien sûr que je redépose ! En serrant les fesses. Et puis le 4 avril, Rémy m'appelle pour me dire que les résultats de l'étude *in vitro* sont disponibles et qu'il se tient à ma disposition pour me les présenter. Il ne me dit rien sur leur contenu. C'est bon ? C'est pas bon ? Bordel, mais que quelqu'un me dise quelque chose ! Me laisser avec un suspense comme ça, c'est pas humain ! Je dis oui tout de suite pour la réunion, bien sûr, et j'attends fébrilement devant mon ordinateur l'heure de celle-ci.

Connexion, échange de banalités, nous arrivons au cœur du sujet… De prime abord, ils ont l'air mitigés sur leurs résultats. Les deux médicaments à tester ne fonctionnent pas individuellement, ils en sont presque à me présenter leurs excuses. Sauf que moi, je suis content. J'attends les résultats sur la combinaison. Ma stratégie de brevet repose sur une synergie, sur le fait que les molécules isolées ne fonctionnent pas, et que seule leur combinaison révèle un potentiel contre la maladie. Tableau de résultats suivant : CXS001 et CXS002, noms de code des deux médicaments, en combinaison sur les expériences *in vitro*.

Et ça marche.

Putain. La vache.

Dans le puits « malade », les neurones de rat, qui ont subi une intoxication avec un produit qui mime la maladie de Parkinson, se ratatinent et rétractent leurs « neurites », les bras avec lesquels ils devraient envoyer des messages à leurs voisins. Avec mes deux médicaments, administrés séparément, c'est la même histoire. Ça meurt, ça se ratatine, rien de bien intéressant. Mais dans le puits avec les deux produits, combinés à faible dose, miracle ! De jolis neurites, malgré l'intoxication, poussent, et s'étirent pour aller taper sur l'épaule du voisin !

J'explique tout ça à mes interlocuteurs. La synergie, le fait qu'il était attendu que les médicaments isolés ne fonctionnent pas… Je sens le soulagement de leur côté. Nous nous félicitons mutuellement, et puis je me déconnecte. Il est 15 h 30, la météo d'avril est clémente.

Je monte voir Marie, qui bosse à l'étage, et je lui demande simplement de venir boire un verre avec moi. Pas besoin de longs discours, elle sait de quoi je parle. Elle m'embrasse, et nous sortons deux verres et une bouteille de pétillant qui traîne au frigo pour nous installer sur la terrasse et faire sauter le bouchon le plus loin possible, façon podium de Vendée Globe.

Et j'ai l'impression de l'avoir fait, ce tour du monde. Je viens de tellement loin. Des centaines de kilomètres en voiture, pour faire des centaines d'heures en kayak, pour attirer l'attention de centaines de donateurs, des centaines de jours à attendre… Je peux bien gaspiller quelques dizaines de millilitres sur ma terrasse pour célébrer ça, non ?

C'est le début de quelque chose. Je suis sur une piste.

Quelques semaines plus tard, c'est au tour de Sandra de nous livrer les résultats, sur les expériences *in vivo* cette fois-ci. Ils sont moins nets, il y a une petite tendance tout de même vers un début de quelque chose, les points correspondant aux rats traités se regroupent en direction du « témoin positif », la cible à atteindre pour montrer une efficacité statistiquement significative. Le gros défaut de cette expérience, c'est mon impatience. En effet, la posologie employée n'est pas basée sur les résultats des expériences de Rémy. Et comme il faut économiser les animaux et que ces études coûtent très cher, nous n'avons testé qu'une seule combinaison de posologies. Il aurait fallu attendre les résultats de l'*in vitro* pour lancer ces analyses en ciblant une posologie idéale calculée à partir des doses qui montraient le meilleur effet, mais mon empressement et notre enthousiasme en ont décidé autrement. Il faudra refaire ces manipulations avec les bonnes posologies. Trouver de l'argent pour le faire. Aucune importance. Le signal positif, bien que faible, couplé aux résultats de Rémy, ne laisse aucune place au doute. Je dois continuer à explorer. Monter une start-up pour porter ce projet. Il faut y aller. Les semaines et les mois qui arrivent ne seront pas un long fleuve tranquille… Après l'intensité des mois de recherche, voici les rapides et courants de l'après, où il faut faire fructifier, communiquer, confirmer. Heureusement, Anthony m'apporte là encore un soutien plus que précieux, en professionnel, en entrepreneur, et en ami. Tout au long de ces mois, le brillant scientifique qu'il est s'est régulièrement tenu au courant de l'avancée des manipulations, des informations que je pouvais avoir. Au fil de nos échanges en ce début d'année 2023, l'idée de bosser ensemble s'est concrétisée, et Anthony commence par s'occuper de réaliser le site Internet de notre future boîte, pour publier ces premiers résultats et pour me faire connaître des grandes fondations luttant contre la maladie.

Je contacte également mes quelques connaissances dans les médias, pour faire passer le message, et j'obtiens un article dans *La Nouvelle République*, une interview sur France Bleu et une autre sur Sud Radio, qui permettent à chaque fois quelques prises de contact intéressantes, et puis de gagner en légitimité puisque c'est un de mes principaux sujets du moment. Si j'en suis à monter une start-up autour de ce projet, c'est au moins en partie parce que je ne suis pas neurologue.

Je le ressens clairement en prenant attache avec les grandes fondations françaises et européennes dédiées à la pathologie. Au mois de mai, lorsque je contacte pour la première fois Marie Fuzzati, la directrice scientifique de France Parkinson, elle m'écoute, me donne quelques informations, mais la discussion ne s'éternise pas. Je ne sais pas combien de fois elle a entendu la rengaine auparavant, le coup du patient qui assure avoir trouvé une solution. C'est même la première chose que me dira Andrew Butler, un Anglais d'une soixantaine d'années siégeant au conseil de l'association Parkinson's Europe, en descendant de l'avion à l'aéroport de Tours, lorsqu'il vient me rendre visite à l'été 2023. « Bonjour, je m'appelle Andrew Butler, et je viens voir si vous êtes zinzin. » Enchanté. Ce monsieur, par ailleurs d'une extrême gentillesse, parcourt le monde depuis une décennie à la rencontre de personnes revendiquant avoir fait une découverte en direction d'un remède contre la maladie. Les gens à qui il rend visite sont des patients, parfois scientifiques, parfois médecins, et souvent zinzins, donc. Pendant les trois jours que dure son séjour à Tours, je partage avec lui nos résultats bruts, je le convie à nos réunions de travail, afin de tenter de le persuader que dans ma tête, oui, moi ça va à peu près. Il m'explique alors qu'au dernier World Parkinson Congress, qui a eu lieu en Espagne quelques semaines plus tôt, il y a eu pas mal de discussions de couloir au sujet des résultats que nous avons mis en ligne sur notre site. J'apprends donc que les nouvelles vont vite, et même si je n'en ai eu aucun autre retour que par Andrew, de nombreuses personnes sont déjà au fait de nos premiers résultats positifs.

Dans le monde de l'entrepreneuriat, on trouve un grand nombre de dictons, plus ou moins vrais, plus ou moins drôles, tels que « ½ décision = bordel^2 », ou, pour celui qui m'intéresse ici : « Si personne ne te déteste, c'est que personne ne t'aime. » En pratique, cette expression traduit l'idée que pour une entreprise, susciter l'indifférence est plus nocif que de diviser l'opinion. À cet égard, aucun souci à me faire. Mon histoire de patient-chercheur divise indubitablement, jusque dans les comités scientifiques des grandes fondations. Certains voient en moi le patient désespéré qui veut absolument croire contre vents et marées à son projet, quand d'autres voient un scientifique issu du monde médical qui travaille sérieusement à étudier un traitement potentiel. Ce qui est certain, c'est qu'il reste encore pas mal de pain sur la planche avant de mettre le médicament sur le marché : preuve de concept chez l'animal, monter le dossier réglementaire, avec l'ensemble des résultats d'expériences et les données issues des précédents essais chez l'homme, les informations exigibles pour demander l'autorisation d'entrer en essai clinique, dessiner le protocole, écrire les documents qui serviront pour l'essai clinique, trouver les partenaires qui vont créer le médicament, ceux qui vont l'analyser, trouver les centres qui vont participer à l'essai clinique, entrer en relation avec des laboratoires pour discuter de la potentielle licence sur le médicament, et financer tout ça… Rien que ça.

Pour franchir ces différentes étapes, il me faut une équipe. Des bras, mais surtout des têtes. Des expertises avec de l'expérience.

Chapitre 12

RECRUTER UN ÉQUIPAGE

Création de CXS Therapeutics

Quand on veut s'entourer d'une bonne équipe, il faut réunir deux conditions. La première, c'est que chaque personne de l'équipe sache ce qu'elle a à faire, à l'endroit où elle a à le faire. Qu'elle soit experte sur son poste, en somme. La seconde, c'est que les différents joueurs communiquent entre eux quel que soit leur profil, qu'ils soient capables de fonctionner ensemble. Qu'ils parlent le même langage, ou en tout cas, qu'ils se comprennent.

Ça, c'est en Théorie. Ce pays imaginaire, où il existe un profil parfait pour chaque poste et un poste parfait pour chaque profil. En réalité, je me sens plus l'âme d'un cochon à la recherche de truffes. Jusqu'ici, j'ai tout fait comme un bourrin, en « mode bulldozer ». Déposer un brevet sans avoir de financement pour l'étayer, programmer un défi sans mûrir ma réflexion avec Marie, me jeter à corps perdu dans une remontée de fleuve à contre-courant... Pourquoi tout à coup serais-je devenu sage et calme ? En Réalité, ce pays aux antipodes de la Théorie, je cherche des gens sains et bienveillants. Je cherche mes rails de bord de piste, pour faire une analogie avec le bowling. Ceux qui savent où il faut aller, qui guideront le projet jusqu'à son but, et qui ne me laisseront jamais, jamais partir dans la gouttière.

Quand je me lance dans le recrutement de mon équipe, c'est ma préoccupation première. Je cherche dans mon réseau des gens que je connais déjà, dont j'ai aimé la philosophie de travail, dont j'ai eu le sentiment qu'ils n'étaient pas intéressés par des choses futiles, par la visibilité, par l'argent, mais au contraire imprégnés, portés par des valeurs comme les miennes. En pratique, maintenant, il me faut quand même quelques profils assez précis. Tout d'abord, au moins un profil scientifique et un profil industriel. Il va me falloir interpréter les données expérimentales, les réanalyser avec un œil critique, et étant moi-même concerné directement par la maladie, je ne peux pas être le seul à me charger de cette étape, au risque d'être biaisé dans mon interprétation. Ensuite, ce médicament, il va falloir l'envoyer en essai clinique, ce qui veut dire faire les dossiers réglementaires, les soumettre aux agences, répondre à leurs questions, rencontrer des boîtes qui font de la prestation d'essais cliniques, interagir avec elles pour la préparation des documents qui vont permettre de réaliser les essais : questionnaires, protocoles, par exemple… Et trouver l'argent pour faire tout ça. Parce qu'une start-up, c'est une petite boîte qui doit monter son étal sans avoir un radis. On « crame du cash », comme ça se dit. Et le cash, il ne s'obtient pas tout seul. Il faut démarcher des investisseurs, avec des présentations propres, soignées, claires, étayées… En résumé, il me faut donc des scientifiques, des graphistes, des financiers, des médecins, des chefs de projet, et puis enfin des négociateurs en licences de brevets pharmaceutiques, parce que le but c'est quand même qu'un laboratoire reprenne le projet une fois la preuve d'efficacité chez l'humain établie. Ça fait une belle petite équipe à aller chercher. Je traîne donc sur LinkedIn, à la recherche de compétences dans mon réseau…

La personne à laquelle je songe en premier, et qui est aujourd'hui là depuis le plus longtemps, c'est Nadine. Elle a un profil un peu singulier : elle a un doctorat en rhumatologie, elle a aussi longtemps été journaliste médicale, puis a commencé à travailler dans l'industrie pharmaceutique où elle a exercé des rôles clés dans des laboratoires d'envergure internationale, y compris au comité exécutif d'un laboratoire européen pendant douze ans. Je l'avais rencontrée dans le cadre des formations qu'on dispensait aux laboratoires via l'université, sur leur médicament au format très particulier, puisqu'il s'agit d'un anticorps thérapeutique[20] indiqué dans des

20. À l'instar de nos propres anticorps, auxquels ils ressemblent trait pour trait, ces médicaments sont capables de reconnaître une structure très précise, leur cible, et d'entraîner son élimination ou de la neutraliser.

maladies inflammatoires de la peau, comme la dermatite atopique ou le psoriasis. Nos collaborations se sont toujours extrêmement bien passées, Nadine était à la fois très sérieuse et très sympathique, avec la décontraction de ceux qui ont du recul sur leur poste, qui n'ont plus à faire leurs preuves. Elle a marqué tous les points possibles lors d'un déjeuner au restaurant où elle m'avait invité après une de mes formations, où nous assistons à une scène lunaire.

Un serveur vient demander à qui appartient la Porsche garée en plein milieu d'une allée du parking. Un homme d'affaires très content qu'on remarque sa grosse voiture lui répond : « C'est moi. C'est moi ! Il n'y avait plus de place ailleurs... Prenez les clés, mon brave, et allez-y. Allez me la garer. » Et voilà qu'il lui lance les clés au beau milieu de la salle. Cinq minutes plus tard, le pauvre serveur – qui a bien autre chose à faire à l'heure du service – revient : il n'a pas réussi à démarrer. Forcément, il ne doit pas avoir bien l'habitude de conduire un tel tank... Le propriétaire de la Porsche lui explique, et se fout de lui dès qu'il a le dos tourné. Nadine ne dit trop rien sur le coup, mais plus tard, devant le restaurant, elle lâche un : « Mais quel connard, ce mec ! » Je sens qu'elle a été remuée, sans théâtre ni attitudes posturales, le comportement de ce type lui a visiblement gâché la fin du déjeuner, et ça me semble révélateur d'un état d'esprit sain. J'en ai une nouvelle preuve lors de son départ à la retraite. Toute cheffe du département médical d'un labo d'envergure mondiale qu'elle est, elle m'écrit personnellement, à moi, petit assistant hospitalier universitaire contractuel, pour m'informer de son départ de LEO Pharma et me remercier des projets qu'on a menés ensemble. Qui ont tenu sur peut-être trois, cinq jours maximum dans sa carrière. Je m'en souviens car c'est ce message qui a tout déclenché. Je le reçois alors que je suis en sortie sur la Loire, en kayak, en mai 2023. Je grimpe dans ma voiture, dégueulasse, trempé, transi. Je réfléchis à toute vitesse : je sais que j'ai envie de l'avoir avec moi dans ce projet. Par son expérience, elle serait très pertinente, mais je me doute qu'elle a certainement un agenda bien rempli et qu'elle n'aura peut-être pas envie de se réinvestir immédiatement dans une start-up qui exigera du temps. Et ensuite, si elle a l'intention de faire du consulting, elle aura peut-être des exigences salariales proches de ce qu'elle aurait touché dans une boîte. Avec son niveau d'expérience, c'est normal. Mais je range mes réserves et j'y vais, je l'appelle aussi sec. Je pense sincèrement qu'elle va m'envoyer paître, alors j'y mets les formes et j'avance avec prudence. Des questions sur les conditions de son départ du laboratoire, pour commencer, auxquelles elle répond tranquillement, puis la discussion glisse doucement vers l'après, et j'ose un « Est-ce que vous allez faire du consulting ? » Quand elle me répond que c'est probable, je saisis ma chance. Il faut m'imaginer assis, tout dégoulinant derrière le volant, en train de dérouler mon petit discours, ce projet sur lequel j'aimerais l'avoir avec moi, mon idée, le médicament, son repositionnement, la start-up, le poste que j'imagine pour elle… et aussi le fait que je n'ai pas réussi tout de suite à vendre mon idée à un grand laboratoire. Et je lui dis surtout de ne pas me répondre immédiatement, « Pitié, s'il vous plaît », de prendre le temps d'y penser, de me rappeler quand elle y aura réfléchi, parce que je m'attends vraiment à une réponse négative. « C'est tout vu », me dit-elle. Ah ben zut alors… C'était trop beau pour être vrai. Mais elle continue : « Moi j'ai envie de faire quelque chose qui a du sens. Votre projet, il me parle. Votre cas, il me touche. Et je viens. »

Mes associés, ils sont tous plus ou moins comme ça.

Gabrielle aussi, je la rencontre à cette époque. Je n'ai alors pas encore eu beaucoup de contacts avec elle, mais je sais qu'elle correspond exactement au profil que je recherche pour la start-up. On a uniquement participé tous les deux il y a quelque temps à la même visio, avec autour de la table une tripotée de personnages assez peu sympathiques, très axés sur la financiarisation et les business plans… Elle m'a fait la forte impression de ces grandes businesswomans qui ont eu à faire deux fois plus d'efforts, à être deux fois plus professionnelles, et qui malgré toutes les inégalités qu'elles ont pu subir, sont restées profondément humaines au lieu d'enterrer définitivement leur bienveillance et leur sensibilité. Gabrielle, comme Nadine, fait partie de ces grands managers dans l'âme, qui ne construisent pas leur tertre sur des corps piétinés, et sans se laisser piétiner non plus. Son nom me revient presque par hasard, lorsqu'au cours d'une réunion de travail, nous évoquons la négociation des licences sur les brevets que nous sommes censés produire et vendre. Il nous manque de l'expertise dans cette discipline. Des tréfonds de mon cerveau surgit d'abord une impression. Je crois que je connais quelqu'un. Je vois un visage. Mais pas le nom... Je fouille sur Internet, finis par trouver son profil sur LinkedIn, dont je fais la lecture à mes associés. Ses compétences, ses réalisations professionnelles et son parcours : il paraît évident que nous avons besoin d'elle pour avancer. Quand, lors de notre premier entretien, elle laisse entendre qu'elle veut travailler sur un projet « impactant », ça fait tilt. Non pas que j'aime particulièrement ce terme, que je trouve très galvaudé aujourd'hui dans le milieu entrepreneurial, mais elle le dit de façon très simple, juste en passant. Tout me conforte dans l'idée que c'est la bonne personne pour prendre le poste stratégique et juridique qu'on lui destine : elle s'occupe aujourd'hui de la partie « brevet », plus exactement de la négociation des brevets, des licences.

Anthony, c'est Anthony. Un cas à part. Si je lui propose officiellement de rejoindre l'aventure en même temps qu'au reste de l'équipe, il est en fait, on l'a vu, présent depuis le tout début. C'est un peu un Auvergnat à la Brassens, un garçon droit, intègre, travailleur, et profondément humain, un type qui ne se pose pas la question de se verser un salaire ou pas, qui compte juste ce qu'il lui faut pour mener sa barque, son foyer, rembourser ses factures... C'est un esprit à la fois passionné, et très analytique et méthodique. Et dans la vie de tous les jours, c'est un esthète qui applique la même exigence aux présentations PowerPoint, même quand elles sont diffusées en interne. Il peut passer des heures à en retravailler un détail, jusqu'à ce que ça lui paraisse parfait à l'œil.

Mais ses qualités s'appliquent aussi à la science. J'ai l'impression qu'il est comme mon double en négatif, mon *alter ego*, et même ma caution méthodologique : quand j'arrive avec mes résultats, tout content, comme un chiot vient déposer la baballe pour qu'on la lui jette, « allez hop, ça marche, on passe à la suite », lui va prendre la feuille, la reposer devant moi, et dire au contraire : « Bon maintenant, on se calme, aaaassis ! Paaas bouger. Et on regarde. » Il va scruter les témoins, les chiffres et tout ce qu'il y a à contrôler. Il va refaire les calculs si besoin, aller jusqu'au bout du raisonnement, redemander des expériences pour avoir une certitude, pour comparer les chiffres. Il ne va pas se laisser berner par des résultats séduisants, qui paraissent intéressants mais qui ne sont pas vérifiés. À ce titre-là, Anthony est un maillon extrêmement important de la chaîne. Et s'il vaut mieux, dit-on, éviter de s'entourer de ses amis pour des projets d'entreprise, il sera l'exception qui confirme la règle : il m'a immédiatement semblé indispensable de l'avoir à bord. Il connaît mon caractère, ma propension à foncer dans le tas, mon « mode bulldozer », et pourra anticiper mes biais potentiels, ce qui ne sera pas inutile.

Les deux dernières recrues avant la création de la start-up sont des personnes que je ne connaissais pas du tout, et c'est en cela qu'elles sont différentes de mes premiers collaborateurs.

La première m'est recommandée par Jean-Louis Dufloux, le président de France Parkinson, qui me conseille de rencontrer Djamchid parce qu'il pourrait selon lui être utile au projet. Il me le présente comme un homme aux motivations transparentes, brillant, polytechnicien, un entrepreneur qui a mené à bien des affaires de grosse envergure, qui a une vision stratégique, beaucoup d'expérience et les pieds sur terre. Je l'appelle donc un dimanche soir, celui des 70 ans de mon beau-père, surtout pour lui demander quand je peux le rappeler pour discuter. Sa réponse est immédiate : « Je travaille tous les jours pour lutter contre la maladie de Parkinson et donc à ce titre-là je suis disponible maintenant. » Je n'ai pas voulu faire traîner. Une heure plus tard, c'est fait. Je ne le connais ni d'Ève ni d'Adam, ou presque, mais je lui dis que j'ai envie de l'inclure dans l'aventure, s'il est d'accord. « Si vous me faites l'honneur de me considérer comme un des cofondateurs, je viens avec plaisir », me répond-il. C'est allé aussi vite que ça. Et cela s'est montré plus qu'utile. Djamchid est un homme aux multiples qualités, mais ancré dans le réel, très simple, qui possède un franc-parler que j'apprécie beaucoup. J'en ai bénéficié plus tard quand je me suis un peu égaré à entamer des compromis avec des interlocuteurs qui voulaient juste aspirer du capital : il s'est alors montré très efficace, me rappelant ce qu'étaient nos orientations et nos conditions premières. Si on en changeait, lui passait à autre chose. Il avait tout à fait raison. Et il l'a fait savoir en des termes très simples, sans passionner le débat, avec la voix de la raison.

Et pour finir, la seconde personne a été un autre Tourangeau. Avec lequel ça a commencé par être trop beau pour être vrai. Je m'en suis même un peu méfié, au départ, de Philippe. Ce qui l'amusera pas mal quand il lira ces lignes ! Il m'a en premier lieu écrit sur LinkedIn pour me dire qu'il s'y connaissait pas mal, qu'il avait déjà monté une start-up autour de la santé, en rapport avec un membre de sa famille, et qu'il avait sans doute des choses à nous apporter. Qu'il avait juste envie d'aider. Je le rencontre d'abord autour d'un café, il fait beaucoup de compliments, est très positif, trouve tout sympa et passionnant. Et moi, je me méfie des gens très positifs, parce que j'ai toujours dans le coin de la tête l'idée qu'ils essaient de m'endormir, de me faire avaler quelque chose. Philippe m'a donné parfaitement tort par la suite. En pratique, je l'ai accepté dans l'équipe dès le début, parce que je n'avais d'une part aucune raison fondée de penser qu'il cherchait un quelconque profit – et pour cause : je n'avais pas un radis. Et parce qu'il avait d'autre part des compétences indispensables au projet. Son histoire personnelle faisait aussi que sa sincérité était finalement peu questionnable. Rapidement, il a montré que sa positivité et sa quasi éternelle bonne humeur étaient des atouts fantastiques pour l'animation de l'équipe. Et qu'il était quelqu'un de confiance. Philippe est aujourd'hui en bonne partie là pour travailler sur les sujets de business, pour faire des calculs de valorisation, pour parler de gros sous, en somme. Mais ça ne l'empêche pas d'avoir une vision des choses ancrée dans l'éthique. À de nombreuses reprises, il nous oriente vers la bonne pratique, c'est-à-dire celle qui est la plus équitable, pour tous, pour les investisseurs, pour les gens qui nous entourent.

Une fois le recrutement de cette belle équipe des associés achevé, une fois que tout le monde a donné son accord de principe, il reste à mener bon nombre de réflexions et de discussions autour de la création de l'entreprise elle-même. Pactes, statuts, répartitions du capital : des tas de sujets que je ne maîtrise pas du tout, n'ayant jamais fait tourner d'entreprise de plus d'une personne ; mais j'ai l'expérience d'une création qui s'est mal déroulée et j'ai vraiment conscience de l'importance qu'il faut y apporter…

Je pars candidement avec l'idée que nous sommes cinq cofondateurs, 5 x 20 ça fait 100, et qu'il faut donc que nous ayons chacun 20 % de la boîte. Heureusement, Philippe et ses compétences de Philippe entrent en jeu, lui qui a déjà gagné un grand concours national de création d'entreprise innovante. Il sait comment animer la création, faire exprimer à chacune et à chacun sa vision, colliger les points de vue, laisser à tout le monde la place de commenter. Il applique également différentes méthodologies de travail pour qu'on détermine la bonne proportion du capital à donner à chacun pour garantir des contre-pouvoirs, des équilibres, nécessité dont je n'avais pas conscience. À la fin de ces négociations, nous sommes début septembre 2023, Philippe a tout synthétisé dans un document qui met l'équipe sur une longueur d'onde unique, auquel s'ajoutent les documents contractuels rédigés par un cabinet d'avocats. L'entreprise est créée et je me retrouve à la diriger. Les capitaux sont apportés par les associés en fonction du nombre de « parts » de la boîte attribuées à chacune et chacun, par virement sur le compte séquestre qui servira à enregistrer l'entreprise. C'est validé par la banque, déposé sur le compte, puis publié dans le *Journal d'annonces légales*.

Le 7 septembre 2023 naît CXS Therapeutics. CXS, pour *curatio ex scientia*, un latinisme inventé à partir de *deus ex machina*, qui traduit l'irruption inattendue d'un élément extérieur apportant une solution à un problème. Pourquoi ? Parce que cet élément inattendu, chance, bêtise humaine naturelle, ou quoi que ce soit d'autre, est lié à la notion d'inventivité. Et qu'en tant qu'entreprise qui a pour vocation de déposer des brevets, ce sera le cœur de notre travail. Ça tombe bien, les boulettes, ça me connaît ! *Curatio ex scientia* : le remède issu de la science, servi avec des boulettes, donc.

Il reste tout de même une personne que je veux voir nous rejoindre : Daniel, que j'ai rencontré dans une précédente vie entrepreneuriale. Nous avions commencé tous les deux à travailler autour d'un projet de start-up qui n'a finalement pas abouti : de la recherche d'informations dans la littérature scientifique basée sur des modèles de *text mining*[21]. Avec le troisième homme de l'affaire, le type de Marseille, ça ne fonctionnait pas du tout ; il était très attiré par les paillettes et l'argent, mais pas du tout par le boulot. De grandes phrases de motivation des troupes, des affirmations positives : on avait « de l'or en barre entre les mains », c'était SA création,

21. Une recherche menée non par mots clés, mais par concepts sémantiques.

SON algorithme, il apportait de la « valeur »… Mais quand il s'agissait de s'y mettre vraiment, plus personne, même pour exploiter son produit. Daniel et moi avons fait des heures et des heures de bénévolat pour rendre des projets. Nous avons travaillé d'arrache-pied jour et nuit, comblant les trous de la raquette quelques heures avant de rendre l'ensemble au client, pour cette start-up qui n'a finalement jamais vu le jour. Et heureusement, parce qu'avec ce gars on allait droit dans le mur. Cela a eu au moins le grand avantage de me montrer que bosser avec Daniel était parfait, efficace, constructif. C'est un passionné de science, un perfectionniste, avec la volonté de faire progresser les choses, habité par ce qu'il fait. Quand on a enterré ce projet, je lui ai promis que le jour où je monterais quelque chose, et que je serais capable de l'embaucher, je le ferais. Et voilà que quelques mois plus tard, c'est le cas ! Nous cherchons à accélérer notre méthodologie de repositionnement par des algorithmes et des bases de données. Je prends donc mon téléphone pour lui proposer un échange en visio. Lui demander où il en est dans sa recherche d'emploi, s'il arrive à trouver des missions, et bien sûr le tenir au courant de mes propres avancées. Je lui expose le concept et lui demande finalement en octobre s'il serait partant pour m'accompagner sur la partie bio-informatique, cette discipline qui utilise les calculs par ordinateur et les bases de données numériques pour la recherche médicale. Sa réponse est un oui, un grand oui. L'échéance serait début 2024, parce qu'il me faut avoir des fonds pour pouvoir le salarier.

CXS Therapeutics organise en effet à la même époque cette levée de fonds en créant un « véhicule financier spécial », une holding qui peut regrouper jusqu'à 150 investisseurs, et qui sera actionnaire moral de l'entreprise. Nous calculons notre besoin : 350 000 euros nous suffiront pour avancer jusqu'aux prochains résultats. Nous ne cherchons pas des millions pour cette étape, notre besoin premier est surtout d'aller vite. En quelques semaines, ce sont environ 80 investisseurs qui « prennent leur ticket », c'est-à-dire qu'ils nous confient entre 1 000 et 75 000 euros que nous nous engageons à essayer de multiplier, ou du moins à leur rendre, au bout de cinq à sept ans. Ces investisseurs du premier tour, ce sont pour la plupart des particuliers concernés à titre personnel ou familial par la maladie. Nous levons 400 000 euros, une levée de fonds en légère sursouscription, juste assez pour envoyer un signal très positif sans trop « diluer » la boîte, c'est-à-dire en conservant un contrôle largement majoritaire qui nous permettra de refaire une levée de fonds sans lâcher les rênes. Courant décembre, le succès est confirmé et je suis effectivement en mesure de proposer à Daniel un CDI pour la fin janvier 2024.

On est au complet : maintenant, il n'y a plus qu'à.

Chapitre 13

TOUS AU MÊME CAP !

Les preuves s'accumulent

Une de mes activités préférées au bord de la mer, c'est surfer les vagues. Juste en nageant dedans, en attrapant la vague, corps tendu, pour me faire emporter le plus loin possible. Je n'y connais pas grand-chose en surf. La seule chose que je sais, c'est qu'il y a des bonnes vagues et des mauvaises vagues. La différence entre les deux ? C'est qu'une bonne vague, elle peut emporter loin, alors qu'une mauvaise vague vous arrêtera vite... Mais qui peut dire, sur une plage isolée et sans se mettre à l'eau, comment une vague qui démarre va évoluer ?

Pour la science, c'est exactement la même chose. La science se construit bien sûr autour de paradigmes, autour de consensus. Mais au départ, il y a toujours une idée nouvelle. Une prise de risque. Une vague sur laquelle un surfeur décide de se lancer, tout seul. Puis il sera rejoint par d'autres, qui voient que le spot a l'air bon, et deux ans après, peut-être, la plage sera notée dans les guides touristiques… L'idée isolée est vérifiée par d'autres chercheurs qui arrivent à la même conclusion, qui publient à ce sujet, et ces informations peuvent être mises en faisceau. Elles deviennent un paradigme dominant, et le nouveau contexte à partir duquel tout le monde accepte de réfléchir. Aujourd'hui, on est tous plus ou moins d'accord pour dire que la Terre est ronde. Quand une nouvelle expérience est tentée, on part donc pour les calculs du principe que la Terre est ronde. C'est le paradigme dominant, qui met tout le monde d'accord dans la communauté scientifique. Et si une nouvelle théorie émerge, elle devra être vérifiée par d'autres personnes. Si quelqu'un par exemple affirme que, en effet, la Terre est ronde, mais qu'un de ses diamètres est un peu plus grand que l'autre, cela demande vérification. Jusqu'à ce qu'un consensus se construise : si plusieurs personnes parviennent après leurs calculs et recherches à la même conclusion, le nouveau paradigme sera alors que la Terre n'est pas parfaitement ronde, finalement. Voilà ce qu'est un signal faible : une première information isolée, qui va un jour être vérifiée, se déployer en faisceau, et devenir un paradigme. Ou en tout cas finir par faire l'unanimité.

À CXS Therapeutics, c'est exactement ce que l'on fait. On cherche la bonne vague, ou plutôt celle qui va devenir la bonne vague plus tard, on essaie de l'identifier très, très tôt, aux premiers frémissements de l'eau.

Nous cherchons dans la littérature scientifique des signaux faibles qui ont après étude toutes les caractéristiques pour devenir des consensus. Nous systématisons la méthode de recherche qui m'a permis de trouver ma première idée de traitement de la maladie de Parkinson, en 2022, en lisant sur le travail isolé d'une équipe isolée à un unique endroit dans le monde à un instant donné. Une prise de risque, ou un coup de poker, pourrait-on dire, assisté par la technologie.

Alors comment travaille-t-on, dans notre start-up ? Quand je la présente, je précise toujours que CXS Therapeutics est une entreprise de repositionnement pharmaceutique. Cela veut dire qu'on cherche dans le bac à pharmacie, ou plutôt dans la littérature scientifique, des médicaments qui pourraient avoir un autre rôle à jouer que celui pour lequel ils sont utilisés aujourd'hui. En s'intéressant à ceux qui pourraient avoir un champ d'action sur les maladies incurables de la sphère neurologique, c'est-à-dire du cerveau et des nerfs. Et on a un petit peu de travail, puisque des maladies du cerveau, il y en a quelques-unes.

Notre méthodologie de travail utilise essentiellement l'ordinateur comme outil, et les bases de données scientifiques en ligne. Il n'y a donc pas de souris chez moi, enfin pas de souris de laboratoire en tout cas. Je n'ai pas de pipette, pas de microscope. Nos recherches se font dans la littérature scientifique, à l'aide d'un algorithme développé en interne, pour commencer, puis nous avançons « à la main » pour compléter, comprendre et inventer. Et au bout du chemin, nous déposons des brevets pour le *repurposing* de médicaments qui sont déjà dans le domaine public.

Après viennent bien sûr les expériences, que l'on fait faire par des prestataires de services.

Pourquoi est-ce qu'on délègue cette partie ? Pour différentes raisons…

Quand on veut faire une expérience sur un modèle d'une maladie, il faut regarder dans la littérature scientifique quel modèle est à jour, quel modèle fait l'unanimité parmi les experts, quel modèle est considéré le plus pertinent à date pour entreprendre des expériences. On est obligé de faire ça d'une part parce qu'il y a des modèles qui sont considérés comme pertinents à un moment donné et puis qui un mois après ne le sont plus. Alors, certaines entreprises se spécialisent dans la prestation de services expérimentaux. Elles ont le bon modèle expérimental, prêt à faire feu. Il est utilisé en routine dans leurs laboratoires, elles en ont l'expertise : il suffit de donner le produit à utiliser et hop, c'est déjà parti.

L'appel aux laboratoires prestataires permet d'autre part de limiter la souffrance et l'utilisation d'animaux. Les règles d'éthique, en particulier pour ce qui est des manipulations *in vivo* (donc sur des êtres vivants), imposent en effet qu'on affine et qu'on limite le nombre d'expériences. Pour limiter le nombre d'animaux sacrifiés, limiter la souffrance animale. Ce sont des choses très importantes à prendre en compte, pour nous, et c'est aussi une bonne raison de recourir à des laboratoires privés. L'entreprise en question a une vraie expertise sur les modèles, elle pratique des expériences sur une base quasi quotidienne. Cette connaissance et cette habitude et des modèles, et des animaux utilisés, et des manipulations, vont occasionner moins d'erreurs et donc nécessiter moins d'animaux. Si au contraire on voulait faire les expériences nous-mêmes, en pensant faire des économies, il faudrait commencer par éplucher la littérature à la recherche de l'expérience à réaliser qui fait l'unanimité parmi les experts. Il faudrait ensuite s'assurer qu'elle fonctionne correctement, et donc l'effectuer un certain nombre de fois pour vérifier que les résultats sont cohérents et reproductibles. Et enfin, il serait possible de la réaliser avec les conditions que nous voulions tester. Faire faire les expériences par un prestataire privé, c'est finalement un gain de temps, un gain d'argent et une façon de limiter la souffrance animale. Mais il y a évidemment un mais, le système n'est pas parfait, il a son revers. En faisant appel à un prestataire de services, les résultats sont de fait générés par des entreprises privées, ce qui pose problème quand on est à la recherche de financements auprès de fondations. Celles-ci préfèrent que l'on travaille avec des partenaires académiques, avec des experts du domaine affiliés à une université, à un hôpital. C'est souvent justifié par des raisons financières, parce que c'est censé coûter moins cher de faire travailler un « académique ». Mais pour une start-up comme la nôtre, cela va plutôt engendrer une dépense supplémentaire dans la mesure où cela va prendre beaucoup plus de temps. La recherche de résultats va s'intégrer dans les autres protocoles de recherche d'une équipe, et va être effectuée au fil de l'eau, après les manipulations qui sont prioritaires, donc sur des échelles de temps qui peuvent être beaucoup plus longues, pendant qu'il faut continuer à payer les salaires de la start-up alors même qu'on attend. En fin de compte, comme pour tout le monde, le temps c'est de l'argent, mais c'est aussi une maladie dégénérative contre laquelle on lutte, et un laps de temps d'expériences rétréci. C'est bon pour nous à tous points de vue. La science, c'est bien. Mais seule, elle ne fournit pas de médicaments. Dans une entreprise *deep tech*, la science compte pour 10 % dans le succès de l'affaire, et le reste est fait de compétences liées au business. Peu de personnes comprennent ça, et je n'ai pas été une exception à la règle. Il m'a fallu réaliser, en étudiant mon marché, que porter un projet de médicament contre une maladie, c'était impossible. Tout simplement parce qu'il allait être difficile de trouver des investisseurs prêts à mettre des œufs dans un panier unique. Il me fallait donc développer un projet plus ambitieux. Plus ambitieux que de « juste » soigner Parkinson. Rien que ça. L'idée a commencé à germer de continuer à fouiller le bac à pharmacie pour trouver des solutions à d'autres maladies incurables du système nerveux central. Des maladies différentes, des modèles différents. Autant de temps à développer des modèles pour mener une ou deux expériences et passer à une autre maladie, c'est beaucoup de temps de perdu, autant de chances et pas mal d'argent.

Nous ne menons donc pas d'expériences chez CXS Therapeutics. Quand on en aura fini avec Parkinson, et je rêve que ça puisse être un jour une sortie en fanfare, positive et définitive, on s'attaquera à d'autres pathologies. On le fait d'ailleurs déjà, pour cinq autres maladies, pour lesquelles on a besoin d'avoir des modèles pertinents, ce qui repose d'ailleurs sans cesse la question de l'intérêt d'avoir un laboratoire à domicile… Mais au-delà de la place qu'on n'a pas, moi et ma maladie de Parkinson, on n'est peut-être pas les mieux placés pour faire des expériences de finesse avec des pipettes !

Retour donc aux ordinateurs. Notre première étape, c'est comme on l'a vu d'aller farfouiller dans la littérature scientifique, de repérer les signaux faibles, les indices qui ne font pas encore tout à fait l'unanimité, mais qui sont assez sérieux pour laisser à penser qu'un médicament a potentiellement un rôle à jouer pour soigner une maladie.

Et pourquoi est-ce qu'on cherche à attraper la bonne idée avant qu'elle ne se transforme en consensus ? Pour l'argument dit d'inventivité. Pour espérer développer un médicament, il faut que le laboratoire pharmaceutique qui va payer les essais cliniques (qui coûtent plusieurs dizaines de millions d'euros, voire des centaines) s'y retrouve financièrement ; cela veut dire qu'il faut qu'il ait un monopole sur le produit. Donc il faut qu'il y ait un brevet. Et pour qu'un brevet soit accordé, il faut réunir un certain nombre de critères, dont celui de l'inventivité : l'idée doit être originale, inédite, et il faut l'appuyer par des preuves tangibles démontrant qu'elle est plus qu'une idée, qu'elle peut fonctionner. La méthode que l'on défend ne doit jamais avoir été décrite de façon claire et *in extenso* dans la littérature scientifique. Là où il y a un consensus, évidemment, il n'y a plus d'inventivité.

À CXS Therapeutics, on cherche donc, en vue d'un repositionnement, des médicaments qui répondent à ce critère d'inventivité, c'est-à-dire qui ne sont pas décrits comme étant efficaces contre la maladie sur laquelle nous nous penchons, mais qui nous donnent des raisons solides de penser qu'ils peuvent fonctionner quand même. Et nous regardons uniquement des médicaments qui appartiennent au domaine public, afin de pouvoir les exploiter sans être bloqués par un brevet préexistant, par le cadre de la propriété intellectuelle (la nouveauté est je le rappelle nécessaire pour qu'un labo s'y intéresse et que le médicament ait donc une chance d'exister un jour). Si un médicament réunit ces conditions, il est identifié comme un bon candidat et nous allons le tester dans un modèle, c'est-à-dire faire des premières expériences de preuve de concept, d'abord sur des cellules *in vitro*, puis chez des animaux *in vivo*.

Si cette étape se réalise avec succès, on va alors tenter de pousser le médicament vers les essais cliniques, c'est-à-dire chez l'humain, et voir s'il a un rôle à jouer pour freiner, enrayer, arrêter, inverser le cours de la maladie en question. Mon travail, c'est ça. Pour ce qui est de la science, en tout cas.

Parce que gérer une boîte, science ou pas science, c'est clairement 90 % d'autres tâches. C'est communiquer, c'est trouver des financements, c'est gérer l'entreprise d'un point de vue administratif, comptable, c'est s'occuper des comptes, verser les salaires. Interagir avec des prestataires de services pour donner les protocoles et se tenir à jour scientifiquement, aussi. Concrètement, dans le domaine des « medtechs », ou entreprises innovantes en santé, gérer tout seul une start-up est impossible. Comme dans plein d'autres domaines, j'imagine. Nous ne sommes pas très nombreux, mais si nous n'étions pas tous là, la boîte ne fonctionnerait pas. Nous avons des expertises très complémentaires, entre le pan médical, le pan scientifique, le pan financier, le pan administratif, le pan pharmacologique… Sans cela, on n'aurait jamais été aussi loin aussi vite, en un an. Pourtant c'est nouveau pour moi, de m'appuyer comme cela sur les expertises, les compétences et le travail des autres, c'est une chose avec laquelle je n'étais pas à l'aise. Même en sport, je n'avais jamais trop pratiqué les sports d'équipe, je suis plutôt porté sur les activités individuelles, le kayak, la natation, le judo… Et je me rends compte que quand ce travail d'équipe fonctionne, c'est particulièrement grisant. Quand on a une équipe qui tourne, quand chacun sait ce qu'il a à faire et que cela avance de tous côtés, dans une ambiance efficace et agréable, on ressent une grande fierté, et ça crée un environnement de travail extrêmement sain et gratifiant. Je ne les remercierai jamais assez.

Les médicaments que nous avons protégés dans notre premier brevet, qui fait son apparition sur les bases de données en ligne en septembre 2024, appartiennent à la classe des antidiabétiques, ceux qui sont classiquement utilisés pour lutter contre le diabète de type 2. Et c'est le cas de la plupart des médicaments en repositionnement qui sont aujourd'hui en cours d'essai contre la maladie de Parkinson. Cela me rassure quant à mon idée première et à la possible réussite du projet de CXS Therapeutics : je ne suis pas seul sur la piste, c'est donc sans doute la bonne ! Cela veut dire que cette classe de médicaments est maintenant validée comme potentiel traitement de cette maladie, cela signifie qu'il est probable que nous soyons proches de trouver quelque chose qui soit à même de modifier durablement son évolution. C'est un espoir immense.

Dans les derniers essais cliniques qui se sont révélés intéressants pour la lutte contre la maladie de Parkinson, il y a donc ces antidiabétiques et un antitussif, l'ambroxol. Pour ces médicaments, les essais cliniques de phase 2 sont validés. Et ils vont ou sont en train de passer à la phase 3, la dernière sur la liste avant la mise sur le marché. En comparaison, notre médicament va entrer en essai clinique en 2026, et il faudra au moins cinq ans avant de prouver qu'il y a un intérêt à l'utiliser dans la population, c'est-à-dire pour obtenir l'autorisation de mise sur le marché. Dans la mesure où c'est un repositionnement, c'est-à-dire qu'il a déjà été administré chez l'homme, nous évitons les essais de phase 1 puisque sa sécurité a déjà été testée chez l'humain. Et nous savons que son profil de tolérance est très bon.

Il y a à ce jour 10 millions de patients dans le monde atteints de la maladie de Parkinson et 25 000 nouveaux cas par an en France. Imaginez le changement qu'impliquerait la réussite de ces différents essais cliniques pour tous ces nouveaux patients ! Il serait imaginable de les soigner dès le diagnostic, pour empêcher que la maladie ne progresse vers des stades avancés. Et bien sûr de stopper l'évolution de la maladie chez tous les patients, quel que soit leur stade. C'est mon souhait le plus cher, c'est pour ça que je me lève le matin.

Et c'est exactement la raison pour laquelle ce n'est pas le moment de baisser les bras si on souffre de Parkinson. C'est au contraire le moment idéal pour se prendre en charge, pour faire attention à sa santé, pour suivre les recommandations édictées par les sociétés savantes, par France Parkinson, et publiées aussi sur les sites d'associations de malades. C'est le moment de faire attention à soi, d'essayer de faire en sorte que la maladie évolue le moins vite possible avec la seule arme qui est à notre disposition aujourd'hui, qui est non médicamenteuse : le sport, l'activité physique. Parce qu'à mon avis, dans la décennie qui vient, il y aura au moins un médicament, voire plus, qui sera à même de freiner l'évolution de la maladie de Parkinson. Alors il faut se maintenir d'ici là. Donc fini le temps de se lamenter sur son canapé, fini le temps de se plaindre que la maladie est incurable, que l'on ne peut rien y faire… C'est le moment de chercher dans les associations de patients des recommandations sur ce qu'on peut faire pour se maintenir dans le meilleur état possible. Jusqu'à ce que quelqu'un finisse par sortir un médicament qui va faire évoluer l'inéluctabilité de la maladie. Peut-être pas la faire régresser, mais en tout cas ralentir ou stopper son évolution. J'en suis persuadé.

Chapitre 14

BACK TO ZE LOIRE !

Journal de bord

C'est mon cheval de bataille. J'insiste, je persiste et je signe : la pratique sportive est fondamentale pour les patients atteints de Parkinson. C'est aujourd'hui le meilleur traitement disponible. Mais je dois dire que ma pratique personnelle tient parfois plus du défi fou que du simple maintien en bonne forme. Est-ce pertinent en matière de communication ? Certainement. Pour autant, est-ce le type d'effort le plus efficace, le plus sûr, pour un malade de Parkinson ? Clairement pas. Est-ce que je prends le risque de m'abîmer avec l'intensité et la durée des efforts que j'ai dû faire, sur la Loire ou la Dordogne ? Oui.

Mais voilà, moi, le kayak, c'est mon dada et ma signature. Il m'aide depuis plusieurs années sur de nombreux fronts : enrayer l'évolution de la maladie par la pratique sportive, encourager les autres malades à faire de même, communiquer sur la maladie de Parkinson et sur le rôle du sport dans sa prise en charge. Et j'aime ces heures sur l'eau, les paysages qui défilent, l'effort continu qui prête à la songerie, à la réflexion… Ces défis un peu fous que je me lance sont un pied de nez au karma, mes ailes d'Icare bien à moi, sauf que sur l'eau, je risque moins de me casser la figure. Enfin j'espère.

Me voilà au tournant de la nouvelle année, propice aux grandes décisions ; le travail de CXS Therapeutics est sur des rails solides, les recherches en labo avancent comme elles le doivent, mon besoin de me dépasser me démange à nouveau. Et puis j'ai besoin de boucler la boucle. Après mon « Parkinson-sur-Loire » organisé à l'arrache en 2022 et ses 150 km à contre-courant en solo pour récolter mes premiers fonds, j'ai besoin de retourner à ma métaphore pour expliquer où j'en suis. Tout ce qui a changé à terre, je le montrerai sur l'eau. J'étais seul, je serai accompagné. J'étais à contre-courant, le courant sera désormais avec moi. J'étais difficilement prêt à l'effort qui m'attendait, je prendrai le temps de m'y préparer. Je me décide sans tergiverser des heures : allez hop, Guillaume *vs* Parkinson, c'est reparti : « Back to ze Loire ! »

Cette fois ce sera la Loire 725, une course d'ultra-endurance. L'objectif ? Parcourir la distance de Roanne (dans la Loire) à Paimbœuf (en Loire-Atlantique), soit 725 km, en moins d'une semaine. Elle est réputée pour être la course la plus difficile d'Europe, et c'est évidemment le défi le plus ambitieux et le plus incroyable dans lequel je me suis jamais lancé, en kayak tout au moins !

En m'engageant dans cette aventure, j'ai un but simple : je veux avant tout communiquer sur la maladie de Parkinson, et sur les bénéfices du sport dans la prise en charge de la maladie. Montrer sans mots à quel point je suis investi, à quel point je crois à tout ça. Au sport, à notre traitement, à cette combinaison de médicaments que j'amènerai au bout tant qu'elle montrera un intérêt pour soigner. Incarner l'exemple pour motiver celles et ceux qui n'ont besoin que de cette étincelle. Je me mets à préparer ce projet six mois avant. Il me faut d'abord monter une équipe parée pour une semaine intensive. Il est évident qu'Antoine, mon comparse de la Dordogne Intégrale, doit en être. C'est le mari d'une camarade de fac, et nous nous connaissons désormais très bien. Il fait partie de la Fédération française de canoë-kayak, c'est à la fois un navigateur familier des rivières et une personne facile à vivre. C'est un critère important lorsqu'on passe quinze heures par jour sur l'eau avec quelqu'un. Il n'y a qu'à entendre les récits de kayak de couples mariés… Le kayak est un révélateur de la solidité d'un mariage.

Un troisième mousquetaire rejoint vite l'équipe. Benoît a la cinquantaine, c'est un kayakiste chevronné lui aussi, il est déjà inscrit à la course, mais il lui faut être accompagné d'une équipe à terre, comme le stipule le règlement. Après avoir pris connaissance de sa recherche sur le groupe WhatsApp de la course, je lui raconte la spécificité de mon objectif, mon implication dans la communication contre la maladie de Parkinson, notamment pour le prévenir que je n'ai pas pour objectif de tomber le chrono… S'il souhaite intégrer la team « Back to ze Loire », il devra composer avec mes fluctuations de forme au fil des heures et des journées. Cela ne le freine pas le moins du monde, il veut rejoindre le projet, donner un but à sa course. Après un entraînement à bord d'un kayak deux places et une bonne bouffe, nous voilà décidés à naviguer ensemble.

Pour la captation audiovisuelle, aucune hésitation, c'est Théo ou rien, lui qui m'accompagne depuis mon premier défi en kayak en 2022. Il vient cette fois-ci avec un cadreur, Mathieu, que je ne connais pas encore mais qui a toute la confiance de Théo, et ça me suffit. Gilles, le père d'Antoine, aura la lourde tâche de conduire toute la journée les kayakistes et l'équipe audiovisuelle aux différents points de rencontre. Et Solène complète l'équipe : photographe professionnelle que je connais déjà par ailleurs, elle souhaite s'engager à mes côtés et immortaliser quelques instants de cette aventure[22]. Elle dépassera largement ce rôle au cours du périple, endossant aussi ceux de cuistot, de soutien moral, de relation presse, et d'amie.

22. Une sélection de ses photos a été exposée d'abord au Press Club de France pendant toute la durée des Jeux olympiques et paralympiques de Paris 2024, puis à la Maison des sports de pagaie au siège de la Fédération française de canoë-kayak à Vaires-sur-Marne.

Samedi 15 juin

C'est la veille du jour J. Antoine vient me chercher à la maison dans un camion de la Fédération française de canoë-kayak, la FFCK, qui m'apporte son soutien par la mise à disposition du camion en plus de me « prêter » le bonhomme. Pour cette course qui fait le double, en temps et en distance, de la précédente, la logistique est beaucoup plus lourde. Comment ne serait-ce pas le cas ? Nous n'aurons pas un mais trois bateaux à transporter, dont deux Ysak Hi-Luxe, qui nous sont fournis par mon sponsor Rotomod, avec lequel Antoine m'a mis en relation quelques mois plus tôt ; ce sont des bateaux en polyéthylène rotomoulé, grand confort, stables, avec une bonne glisse. Ça sera bien mieux que la dernière fois ! Les kayaks solidement fixés sur le toit, nous chargeons le camion : nourriture, vêtements, matériel de réparation, mais aussi lits de camp et bouteilles (d'eau, notamment)… Direction Roanne où nous sommes attendus le soir même pour le briefing des organisateurs. Quelques heures de route et nous passons déposer notre barda chez Éliane et Émile, un couple d'amis qui nous accueille chaleureusement pour cette veille de départ. Éliane est atteinte de Parkinson, comme moi, et elle fait partie des Parkipotes. Au briefing de la course à la capitainerie de Roanne, nous retrouvons plus de 20 kayakistes chevronnés venus de toute l'Europe se frotter à cette course. Après le discours d'Alain Morvan, le grand organisateur, je suis invité à parler de « Guillaume *vs* Parkinson : Back to ze Loire ! ». Plusieurs compétiteurs me demandent un autocollant à coller sur leur embarcation pour soutenir un peu la cause, ça me fait chaud au cœur. Mais personne ne s'éternise : demain, il faudra être à 5 h 30 sur le site de la course pour un départ à 6 heures pétantes.

Dimanche 16 juin

Réveil à 4 heures. Il faudra s'y habituer. Ainsi qu'au sommeil léger, à cause du stress. Nous arrivons sur le site du départ à l'heure, et nous commençons à préparer les bateaux et à nous équiper. Une Parkipote vient à ma rencontre, Evelyne, qui est secrétaire à la caserne de pompiers de Roanne où j'avais été accueilli à la fin de mon « Parkinson-sur-Loire ». Il est vraiment tôt pour un dimanche matin, mais elle a tenu à venir m'encourager et me féliciter ! Je vois aussi arriver Joséphine. Puis Valérie, Dominique, Jean-François, Christophe… C'est en tout une dizaine de Parkipotes, équipés d'une belle banderole, qui assistent au départ et m'encouragent à grands coups de slogans et de sifflements. C'est la première fois qu'un parkinsonien se lance dans cette grande course réputée pour être très technique, il y a pas mal d'émotion dans l'air… Cette Loire 725 sera en effet une épreuve sans commune mesure, mais je n'en ai pas encore tout à fait conscience.

Le départ est donné dans un débit fort, je pars la fleur au fusil, à côté d'Antoine et de Benoît. Et je me retourne dans un rapide violent au premier kilomètre…

Je tente d'esquimauter[23]. Une fois, deux fois, trois fois. Rien n'y fait. Je vais passer ma première journée de course complètement trempé. Nous nous arrêtons sur le bord pour que je vide le bateau et nous repartons aussi sec, si vous me passez l'expression. La matinée se déroule bien, nous mangeons et nous buvons régulièrement, et je prends mes médicaments à heure fixe. Ça ne sera pas le cas pendant toute la course, j'apprendrai à adapter mes prises en fonction de la stratégie de la journée, de mon état de fatigue, de mes sensations. Dans l'après-midi, je subis une deuxième gamelle dans le Diou, un rapide qui m'a déjà posé problème du temps de « Parkinson-sur-Loire ». Quelques très grosses vagues suivies de marmites, ces remous violents qui déstabilisent les bateaux. Benoît me charrie. Une gamelle = un bottillon d'eau de rivière à boire. Et de deux pour moi ! Ma confiance dans ma stabilité s'en retrouve très entamée. J'ai peur de me retourner à chaque rapide. De souvent devoir nager. Et d'avoir froid. L'hypothermie est un risque à anticiper, c'est l'ennemi numéro 1 du sportif d'ultra-endurance, celui qui peut paralyser, voire envoyer à l'hôpital. J'ai toujours une couverture de survie dans mon gilet de sauvetage.

La journée touche à sa fin, et nous accostons sur une plage sous le pont de Bourbon-Lancy, où nous attendent les Parkipotes du matin, qui ont fait les 100 km depuis Roanne, à 21 heures, pour me congratuler à ma difficile sortie de l'eau. C'est le seul soir où nous nous arrêterons

23. Esquimauter : retourner un kayak chaviré.

à l'endroit prévu... Nous stockons les bateaux sur la plage, nous nous séchons un peu et partons en camion en direction du centre, où nous avons loué un petit logement au-dessus d'un salon de coiffure. Quand nous arrivons, l'équipe a déjà installé les lits de camp, ce qui tient du prodige à voir le minuscule escalier en colimaçon qu'ils ont dû emprunter. Solène et sa chauffeuse de maman, Yolaine, préparent le repas alors que je suis tout juste capable de trancher du saucisson, une bière sans alcool à portée de main. Personne ne fait long feu.

Lundi 17 juin

Le réveil sonne à 4 h 30, nous nous préparons à la hâte, direction Pouilly-sur-Loire. Dans cette zone, le fleuve est encore plein de méandres, en faible pente, avec des bords très sablonneux qui s'effondrent parfois. Cette journée sera plus difficile, ce sera d'ailleurs la plus grosse de la semaine en termes de kilométrage. Nous nous arrêtons très peu, trois à quatre fois en quinze heures. Trop peu, certainement. Surtout que ces pauses servent souvent à passer les barrages des centrales nucléaires, et il faut alors porter les bateaux, sous une pluie parfois battante. J'ai froid, je suis aussi mouillé dehors que dedans, même sans les bains de la veille. Mais nos relations à tous les trois sont excellentes, les calembours fusent aussi vite que nous... et ce n'est pas tout. Antoine et Benoît ont une solide expérience du kayak, ils me donnent beaucoup de conseils, notamment pour le franchissement des zones provoquant des remous importants telles que les ponts. En particulier lorsque les piles sont imposantes et forcent le flux dans un passage plus étroit, comme c'est le cas à La Charité-sur-Loire, qui possède un magnifique pont de pierre à arches. Il nous est recommandé de passer sous la troisième arche à partir de la droite. Un train de vagues monstrueux en découle, avec des creux de plus de 1 m. Antoine me donne ses dernières recommandations. Solène et nos deux vidéastes sont là pour me regarder passer. J'ai la chance d'être dans une bonne phase : je prends beaucoup de vitesse et je m'élance tout en essayant de faire taire mes émotions contradictoires. J'entre sous l'arche, rapidement. Le bateau commence à dévier à droite, je rattrape d'un coup de dérive, j'entre dans le train de vagues, je me fais happer par la première vague. Le bateau se cabre, et entre dans la deuxième vague. Je plante la pagaie et relance, je passe la deuxième vague, puis la troisième. J'arrive dans la zone de cisaillement, les fameuses marmites, et Antoine m'encourage à reprendre mon coup de pagaie pour ne pas faire le portefeuille, c'est-à-dire être mis à l'eau. Sur ma droite, Solène pousse un cri de joie, je souris. Je ne m'arrête pas, et utilise cet élan pour tracer, vite rejoint par Antoine et Benoît, qui me félicitent. Voilà ma revanche personnelle sur les rapides, et la fin de mes gamelles aux passages de ponts. C'est comme un exorcisme. Je suis assez fier de moi.

Sur la Dordogne Intégrale 360, lorsque j'étais en « mode off » sur le bateau, Antoine continuait à pagayer à une bonne cadence et la pirogue biplace avançait.

Cette fois, je suis sur un bateau monoplace et lorsque je ne pagaie plus, eh bien ça n'avance plus. En revanche, après la prise de mes médicaments, lorsque la dopamine monte, mon regain d'énergie est accompagné par une baisse des douleurs et une poussée d'enthousiasme qui provoquent des envolées au cours desquelles ma vitesse peut tripler. Je suis encore incapable de m'empêcher d'envoyer du bois. J'ai peur que tout s'arrête d'un coup si je limite la cadence. Il me faudra apprendre à gérer ces fluctuations de mon énergie pour la suite.

Quelques heures plus tard, un point dur. Cette journée cumulée à la fatigue de la veille et au manque de sommeil déroule à Parkinson un tapis rouge : il en profite pour se manifester, me rappeler où le véritable défi va se situer pendant cette semaine, rendant mes bras lourds, perturbant mes mouvements.

Après une quinzaine d'heures à la pagaie et 137 km, le soir est là et nous cherchons un endroit pour débarquer tout en subissant les attaques coordonnées de tous les moustiques et taons du périmètre. Nous sortons de l'eau au niveau de Pouilly-sur-Loire où nous sommes accueillis par Philippe Girard, vigneron de Sancerre, un ami de la famille d'Antoine. Il nous a préparé un festin digne d'un restaurant, des brochettes, des saucisses, mais pas de vin, non merci ! Je culpabilise un peu : comment ça, refuser le vin d'un vigneron qui nous accueille chez lui ? Je pousse le vice jusqu'à lui offrir un sauvignon de Touraine que j'ai apporté avec moi. Il est déjà plus de minuit, il nous reste moins de cinq heures pour dormir.

Mardi 18 juin

Tous les réveils sonnent en même temps, il nous faut décoller rapidement. Le domaine n'est pas à côté de la mise à l'eau et nous partons ce jour-là avec un retard historique, à 7 heures passées, avec pour objectif Orléans. Nous avons en effet plusieurs rendez-vous prévus le lendemain à Blois et à Tours, et pour les honorer il nous faut atteindre Orléans aujourd'hui. Sur notre passage, la Loire est superbe, elle commence à se boiser et est surplombée parfois de magnifiques bâtisses en pierre blanche qui font oublier courbatures et douleurs articulaires. Puis de longs kilomètres sans la moindre habitation, ponctués par de petites villes, Saint-Firmin-sur-Loire, Briare, Gien… Le temps me paraît filer bien plus vite que mon embarcation. Le courant faiblit, pour devenir comme inexistant à partir de Sully-sur-Loire, et nous retrouvons quelques grands méandres où les bateaux stagnent. Les orages nous entourent, et l'odeur du pétrichor est partout dans l'air, mêlée à une autre, plus boisée, que je ne reconnais pas, mais qui m'est extrêmement agréable. Nous sortons de l'eau après 22 heures, au niveau du pont de Jargeau, une dizaine de kilomètres avant Orléans. Nous sommes attendus chez Sylviane et Joël, les parents de mon ancien entraîneur de nage avec palmes, qui habitent à Châteauneuf-sur-Loire. Leur accueil est très chaleureux. Des lits pour tout le monde. Un repas servi à table. Et quelques discussions fort bienvenues, mais qui vont amputer d'autant la nuit. Nous n'allons pas réussir à tenir nos délais du lendemain, et je dois annuler le rendez-vous prévu à *La Guinguette de Tours* avec des élus, des associations de malades, la presse, la famille et les amis. Ça me désole… Le rendez-vous presse à Blois est quant à lui simplement décalé de quelques heures.

Mercredi 19 juin

Aujourd'hui nous devons nous rapprocher au maximum de Tours. L'étape est longue, mais le courant devrait se renforcer à mesure que nous avançons et que les affluents rejoignent la Loire, et donc nous aider un peu. Il fait froid et moche : pour être franc, j'espérais un peu mieux côté météo… Nous passons Orléans. J'entends un « Coucou » venir de l'autre côté du fleuve : c'est Zoé, une amie d'études de pharmacie. Je tente de traverser le fleuve pour la saluer, mais je chavire bêtement, alors qu'il n'y a pas de difficulté. La journée commence bien. Mes anges gardiens m'aident à vider mon bateau au milieu du fleuve, et je remonte immédiatement. Je finis tout de même mon parcours jusqu'à Zoé, un peu gênée d'avoir « causé » l'incident, qui n'est bien sûr que de mon fait. Nous nous remettons en route et passons par deux fois des points difficiles où j'aurais facilement pu verser. Ce qui n'aurait pas changé grand-chose, puisque je suis déjà mouillé. Mais non. Je reste humide, mais dans le bon sens pour poursuivre ma route.

Un léger vent dans le dos nous pousse. Antoine est du Loir-et-Cher, où j'ai également habité, et nous nous dirigeons vers l'Indre-et-Loire, où j'habite depuis quinze ans : nous commençons à nous sentir chez nous. La météo est redevenue clémente. L'après-midi est très agréable.

À Blois, l'interview se déroule bien. Et tant mieux, parce que de ce côté-là, rien ou presque ne s'est passé depuis le début de la course. Il faut reconnaître, et j'aurais pu l'anticiper, que passer toute la journée sur l'eau ne se prête pas à discuter tranquillement avec des personnes sur la berge. Et qu'en sortant de l'eau à 22 heures, il n'y a pas grand-chose d'autre à faire que de manger un morceau, se laver et espérer trouver le sommeil quelques heures avant de recommencer. Nicolas travaille pour Sweet FM, une radio locale généraliste avec une bonne audience, et l'interview est menée avec bienveillance et intérêt. Il me demande de retracer l'historique du projet depuis la remontée de la Loire à contre-courant, la genèse de CXS Therapeutics, et les perspectives du traitement que nous développons, en regard avec le besoin médical insatisfait à date d'un médicament capable de stopper l'évolution de la maladie. Quand nous nous remettons en route vers 17 h 30, le temps tourne, de nombreux orages éclatent autour de nous, mais par chance la foudre s'abat relativement loin. Et lorsque la nuit commence à tomber, nous sommes en vue d'Amboise. Cette fin de journée est plus difficile pour moi. Bien souvent, la dernière prise de dopamine fait un effet assez maigre. C'est le cas ce soir. Je dois déployer des trésors de concentration pour arriver à faire un mouvement de pagaie qui, malgré cela, se révèle bien souvent inefficace. J'avance, péniblement, derrière mes camarades. Nous accostons à 22 heures au camping de l'Île d'Or. Tous les Tourangeaux de l'équipe, Solène, les vidéastes et moi allons nous coucher avec le sentiment d'être de passage « à la maison ». Ce soir je dors même chez moi, et on accueille Antoine, Gilles et Benoît. Marie nous a préparé un dîner réconfortant façon Sud-Ouest, à base de canard fumé, de pommes de terre et d'un beau plateau de fromages. C'est un peu la fête, même si nous n'avons comme chaque soir que quelques heures pour nous reposer. C'est d'ailleurs probablement un facteur important de ma sensibilité aux médicaments, l'accumulation de la fatigue. Je le sens à mes nombreux coups de mou de l'après-midi.

Jeudi 20 juin

Hier soir, je n'ai pas vu ma fille. Ça va faire une petite semaine. Elle dormait déjà à mon arrivée. Et ce matin lorsque nous partons, elle dort encore. Je ne peux résister à aller la voir dormir, mais n'ose pas la réveiller. Je passe une main sur son épaule, et de grosses larmes me montent aux yeux. J'aurais aimé la prendre dans mes bras, lui faire un bisou. Mais je sais aussi que si je fais ça, elle se réveillera, et ce sera difficile pour elle de me laisser repartir, surtout si elle me voit pleurer, dans l'état d'épuisement moral et physique qui est le mien à ce stade de l'aventure. Je quitte la maison, le cœur gros.

De retour sur l'eau. L'objectif du jour est Angers, ou plus précisément Rochefort-sur-Loire. Enfin, c'était le plan initial… Car nous ne sommes qu'à Amboise.

Environ 25 km plus loin, nous traversons Tours, vers 9 heures du matin. Petite péripétie inattendue : mon chien s'est enfui ce matin par la porte du garage quand nous chargions le camion, et c'est mon numéro qui figure sur sa médaille. Très simple à gérer depuis l'eau... Surtout qu'arrive un passage particulièrement important pour moi : l'arrivée au pont Wilson, le vieux pont emblématique de Tours, aux piles larges et au beau train de vagues, que nous avons déjà passé en pirogue il y a un an avec Antoine, et où de nombreuses connaissances nous attendent pour nous encourager. Je sens l'angoisse monter et je préviens mes camarades : j'ai peur de chavirer devant tout ce public. Nous prenons alors une décision qui se révélera excellente. Nous passons l'arche en radeau, en nous tenant les uns aux autres, ce qui va donner une des plus belles images de la descente, celle de trois kayakistes se soutenant mutuellement, dans cette ville, dans ma Touraine.

Nous reprenons la route vers Angers, tout ragaillardis par ce beau dénouement. Marie nous suit un moment depuis le bord, avec Stuart, notre chien heureusement retrouvé. Tout s'annonce pour le mieux, mais la fin de l'après-midi est marquée par un blocage sans précédent : je suis littéralement incapable d'effectuer un mouvement de pagaie propre. Je déteste quand mon corps ne me laisse pas le contrôler ! Je me retrouve à traîner sur l'eau, à tenter de petits mouvements, sous l'œil désemparé d'Antoine et de Benoît. La situation n'est pas agréable non plus pour eux qui voudraient m'aider, tandis que je refuse tout appui, arguant que le but précis de ma participation est de voir ce que je suis capable de faire par moi-même et qu'il est hors de question que je sois tracté, sauf pour un motif de sécurité immédiate. Je commence à être en mesure de reconnaître les signes d'affaiblissement plusieurs dizaines de minutes avant que ne survienne la « panne » : retour des douleurs dans les vertèbres thoraciques fracturées, cassure dans le rythme, coup de pagaie superficiel à droite… Lorsque je me crispe en phase off, je pousse involontairement et trop fort sur mes jambes. Mes genoux n'apprécient pas du tout le traitement. Je peine à me mettre debout, à lever les jambes, notamment la gauche. Nous atteignons péniblement Montsoreau. La femme de Benoît, qui s'appelle également Marie, nous rejoint dans notre petite location avec un bon repas. Encore une belle âme sur notre route ! Une nouvelle fois, la nuit est courte.

Vendredi 21 juin

Le réveil est moins douloureux que la veille, nous avons la chance d'être près de notre site de mise à l'eau. Les conditions sont plutôt bonnes, à part un peu de pluie et une absence de courant pour nous pousser. Nous descendons tranquillement le fleuve, les occasions de se tromper et les obstacles sont plus rares, les franchissements avec portage sont tous derrière nous. Nous sommes le 21 juin, c'est la Fête de la musique. Des nuages passent dans mon esprit, obscurcissant nos prévisions : aujourd'hui, nous aurions dû atteindre Nantes, arriver à la plage de Saint-Sébastien-sur-Loire en fin d'après-midi, et rencontrer une association de patients. J'avais même envisagé de faire venir les musiciens de mon groupe de rock pour un petit concert. Bien évidemment, il n'en sera rien.

Depuis quelques kilomètres, la Loire prend un autre visage. Un fleuve large exposé au vent, avec dans le courant principal un chenal pour la navigation des gros bateaux. Et de la houle. En début d'après-midi, mes forces sont encore suffisantes pour affronter ces conditions, je rattrape deux escargots perdus dans les flots, et je les laisse se promener sur mon bateau jusqu'à ce que je trouve un bout de terre pour les déposer. Antoine, lui, récupère dans le fleuve une bouteille de verre scellée contenant un message : nous l'ouvrirons à l'arrivée à Paimbœuf ! Tout à coup, la météo nous prend par surprise, le vent se renforce nettement. Tantôt de face, tantôt partiellement latéral. Je peine à rester dans mon axe dans la houle qui se lève. Une phase off approche, je le sens. Je ne parviens pas à conserver assez de vitesse pour empêcher le vent de m'envoyer de travers lors des bourrasques trop puissantes. Cette situation n'est pas inédite, ni pour Antoine ni pour moi. Elle nous rappelle l'année dernière, le franchissement en pirogue du bec d'Ambès, cette confluence entre la Dordogne et la Garonne avec des vagues de près de 1 m qui arrivaient simultanément de plusieurs fronts, et moi qui étais incapable à la fois d'imprimer de la vitesse au bateau et de me stabiliser, puisque la maladie de Parkinson a un retentissement sur le sens de l'équilibre…

Aujourd'hui, Antoine est sur son bateau et moi sur le mien, ça ne me facilite pas les choses. Heureusement, des amis et quelques comparses parkinsoniens viennent nous soutenir, je croise une copine sur le pont en aval de la centrale nucléaire de Chinon, mon père et sa femme une dizaine de kilomètres plus bas. Mais les conditions se durcissent encore. Je finis par demander une pause sur un banc de sable, il me faut faire le point avec mes deux anges gardiens. Ce que nous sommes en train de faire me semble de moins en moins raisonnable. Nous en convenons tous les trois, l'essentiel est de conserver un niveau de sécurité acceptable, la réussite de notre défi sportif n'est que secondaire. Nous sommes encore loin de notre objectif du jour, donc nous décidons tout de même de poursuivre, mais en longeant la côte pour être moins gênés par la houle et par le vent. À peine 1 km plus loin, pourtant, je me retourne dans la houle, sans raison très valable. Nous sortons de l'eau. Je déballe immédiatement la couverture de survie, car je vais avoir rapidement froid. Problème majeur, nous sommes à plus de 70 km de notre point de chute du jour. Et il semble déraisonnable dans ces conditions météorologiques de reprendre la navigation. C'est la fin pour aujourd'hui. Je sens qu'Antoine est très déçu, au moins autant que moi. Et je prends le parti de réfléchir à haute voix de la stratégie de course : demain c'est le dernier jour et il faut qu'un membre de l'équipe passe la ligne d'arrivée avant 22 heures. Au chaud dans le camion, je présente l'idée d'une liste d'heures limites par ville, au-delà desquelles je les laisserai poursuivre sans moi. Mais le verdict tombe.

N'importe quelle heure sera trop tard. La météo ne va pas s'améliorer, et le seul moyen de voir l'un d'entre nous passer la ligne d'arrivée est que je ne prenne pas du tout le départ demain, pour qu'Antoine puisse se donner au maximum. Sans devoir gérer ma sécurité en plus de la sienne. Benoît, fatigué par ce qui reste une course d'ultra-endurance extrêmement exigeante physiquement, même pour quelqu'un de valide, restera lui aussi en arrière.

C'est une décision très difficile. Je réalise tout à coup ce que cela implique. Terminé pour moi. La course s'arrête là, après 631 km, six jours de course et plus de quatre-vingt-quinze heures sur l'eau. Sous l'effet de la fatigue, de la déception, de grosses larmes se mettent à couler sur mes joues. J'ai du mal à parler sans qu'il y ait de sanglots dans ma voix et le silence se fait peu à peu dans le camion. Mais c'est la bonne décision, nous le savons tous. Nous arrivons dans une superbe location permise par les économies faites tout au long du trajet. Ça devait être une ambiance de fête. Mais je reste là, sur un siège arrière, à pleurer. Antoine me rejoint, dans le même état. Il aurait plus que tout voulu franchir cette ligne d'arrivée avec moi. Il me dit aussi toute sa fierté de m'avoir accompagné jusqu'ici. Son admiration pour ma volonté, ma force. Et il me dit que pour lui, je suis cette incarnation du combat contre la maladie, cette figure de proue que je cherche ces dernières années pour porter le message de la lutte contre Parkinson… Puis Solène monte à son tour dans le camion, et un petit paquet de mouchoirs plus tard, je peux rejoindre le gîte. Mon père est comme à son habitude déjà en train de couper du saucisson. Sa femme fait réchauffer de la paella. Et malgré les péripéties et la difficile décision prise pour le lendemain, nous passons une soirée agréable. C'est le dernier soir. Demain, Antoine s'élancera seul de 20 km en amont de Nantes. Pour espérer rejoindre Paimbœuf, malgré une marée qui va venir perturber sa progression à partir de 14 heures.

Samedi 22 juin

Le lendemain, lorsque j'émerge, tout le monde est parti. Mon téléphone n'a plus de batterie et mon chargeur est resté dans le camion. Cette matinée a un gigantesque goût de poisse. Je traîne un peu, je vais à la réception, je passe voir mon père dans son camion. Quand l'équipe revient, nous rangeons un peu le gîte, puis nous roulons vers Paimbœuf pour y attendre Antoine. Si je suis tout à fait en ligne avec la décision d'arrêter la course, chaque pensée en direction d'Antoine me fait monter les larmes aux yeux. Parce que j'aurais aimé y être, bien sûr. Mais aussi parce que c'est beau, cette solidarité. Ils m'ont accompagné le plus loin possible, Benoît et lui. En dépit de ma lenteur, de mes difficultés. Ils auraient pu participer à cette mythique course pour eux-mêmes, se frotter à certains des plus grands noms de l'ultra-endurance, et terminer avec un joli temps. Antoine va devoir appuyer fort aujourd'hui, rien que pour passer la ligne d'arrivée au nom de l'équipe. Il se prend en effet la marée en pleine face, et un fort vent qui souffle depuis la mer. Et si sa progression en est quasiment stoppée, il continue malgré tout de pagayer sans s'arrêter, refusant d'attendre que la marée ne s'inverse. Vers 16 heures, il est enfin en vue du phare de Paimbœuf. Et c'est l'effervescence. Il franchit la ligne d'arrivée, dernier concurrent encore sur l'eau. Au nom de l'équipe « Back to ze Loire » ! Il descend du bateau, et je le serre dans mes bras. C'est fait. C'est la fin de la course.

À peine remis de mes émotions, je sors la bouteille scellée que nous avons repêchée hier. C'est à moi que revient l'honneur de l'ouvrir et de lire ce qui est écrit sur le papier. Nous attendons une lettre d'amour, un mot de détresse. Quelque chose de secret, d'intime, ou qui sent l'aventure. Il n'en est rien, comme nous le découvrons avec un bon fou rire. C'est l'« indice numéro 9 de l'escape game œnologique de Saumur », qui nous félicite de l'avoir trouvé !

Avant de rentrer, il reste une étape : rapporter les trackers GPS à Alain Morvan, l'organisateur de la course. Nous arrivons chez lui à l'heure de l'apéritif, c'est une bonne occasion pour un petit débriefing. Il me félicite pour cet – je cite – « exploit incroyable ». « Près de 631 km à la pagaie en six jours, pour un malade de Parkinson, c'est inouï », me dit-il. Je prends le compliment, sincèrement, malgré le pincement de n'avoir pas franchi la ligne d'arrivée moi-même. C'est un peu de baume au cœur.

Il est l'heure de tous nous séparer, ça a un goût de fin de colonie de vacances, quand ces personnes avec lesquelles vous avez vécu pendant des jours, avec lesquelles vous avez traversé des heures intenses et inoubliables, disparaissent subitement de votre vie. Quelques beaux échanges, des mots gentils. Sur la facilité avec laquelle nous avons avancé ensemble, sur l'aventure extraordinaire et les moments forts que nous venons de partager. Et la promesse de se retrouver bientôt.

Le lendemain, à la maison, je n'émerge qu'à 9 h 30. Pas de réveil à 4 heures du matin. Pas de message sur le groupe WhatsApp dédié à l'aventure. Pas de « Debout là-dedans ! » tonitruant. Un certain vide, à la place. Je ressens immédiatement le besoin de leur écrire. Et leurs réponses rapides m'indiquent que je ne suis pas le seul à ressentir cela.

Chapitre 15

TIENS BON LA BARRE !

Fausses promesses et vrais espoirs

Marchands d'espoir et faux espoirs

Il y a quelques années, le jardin était envahi d'une plante, on aurait dit une plante grasse. Après une petite recherche sur Internet, il s'est avéré que c'était du pourpier. Il s'agit d'une plante invasive, du type mauvaise herbe. Et on en avait plein le jardin. Ça poussait dans les allées, on piétinait, ça continuait. On désherbait, sans désherbant. On ne savait plus quoi en faire. On en est arrivés à regarder sur Internet si ça se mangeait, le pourpier. Il y avait des recettes, les commentaires disaient que ça n'était pas bien fameux, mais que c'était comestible. Ça ne disait pas qu'il fallait se pincer le nez en mangeant, mais presque. J'ai tenté ce qui me semblait le meilleur : le faire frire à la poêle. Bref, j'ai fait une salade de pourpier. J'ai goûté. Et je n'ai pas recommencé. *Veni, vidi, pas vomi* (mais tout juste).

Et voilà qu'en traînant bien plus tard sur des forums Facebook qui traitent de Parkinson, je tombe sur des posts qui proposent de la tisane de pourpier contre la maladie, pour la modique somme de 50 balles les 10 sachets. Pour une mauvaise herbe qui n'est même pas bonne en salade. Et qui pousse comme du chiendent à la bonne saison dans les jardins. Mais attention, hein, ça ne soigne pas que Parkinson. Non, ça soigne aussi les dysfonctions érectiles. Les hémorroïdes. Et ça peut éventuellement provoquer le retour de l'être aimé. La panacée dans vos jardins.

À mieux fouiller ces forums, je découvre un monde : toute une collection de charlatans qui proposent une panoplie de remèdes miracles. À se demander comment ça se fait qu'il y ait encore des malades…

Je parle de charlatans, sans nuance, parce que leurs pratiques à eux sautent aux yeux. Mais la plupart du temps, ces personnes qui interviennent dans les forums ou groupes de discussion ne sont en fait pas foncièrement malhonnêtes. Et on ne peut pas jeter la pierre à celui qui les écoute. Comme c'est le cas pour toutes les maladies incurables, on vit dans l'espoir de trouver un remède et on devient prêt à se vouer à n'importe quel saint. Alors on suit les modes. On tente le jeûne intermittent. On retire le gluten de son alimentation. On essaie les régimes « kéto ». Et surtout, on défend son bout de gras. Pas question de laisser à quelqu'un l'opportunité de dire que ce n'est peut-être pas ça qui va nous sortir d'affaire. En lisant ces publications de marchands de rêves ou de simples rêveurs, je retrouve vite les réactions viscéralement « antiscience » auxquelles j'avais été confronté sur la page Facebook « Vaccins France : Informations & Discussions ».

Plusieurs personnes ont sorti des livres brodant autour du thème « comment j'ai guéri de mon Parkinson ». Évidemment, ces ouvrages deviennent des bibles pour les malades. Si on part du principe que ces auteurs, ces gens qui prétendent avoir vaincu la maladie, ne mentent pas, c'est attirant. Très attirant. On a forcément envie de tenter le coup, de se plier aux règles qui sont édictées. Sauf que voilà, ces livres n'ont jamais guéri personne. Je ne veux pas préjuger de la bonne foi de leurs auteurs, mais le fait est que je ne connais personne qui ait suivi leurs règles et qui s'en soit trouvé guéri.

L'espoir est prompt à flamber. Comme pour toutes les maladies chroniques incurables, les patients ont à cœur de se tenir au courant des avancées de la recherche. Ils partagent volontiers des articles scientifiques qui traitent d'un médicament en stade de développement précoce, avec des molécules qui ont tout juste été testées chez l'animal et des modèles éloignés de l'humain. Et avec des résultats parfois mitigés ou parfois limités à une mutation spécifique. Mais tout à coup, peu importe, la Toile s'enflamme. Ça y est, on y est presque !

Accepter le temps long quand on n'a plus vraiment le temps qu'on voudrait (ou comme on le voudrait), c'est terriblement difficile…

Un article dans *Science et Vie*, ça paraît annoncer quelque chose de nouveau, non ? Les gens oublient que ces magazines grand public reprennent simplement des éléments qui reposent sur un consensus dans la littérature scientifique, depuis longtemps, ou des pistes qui sont en essai clinique de phase avancée. Autant dire des informations qui existent depuis des années dans les publications spécialisées. Récemment, on a pu voir déferler sur les réseaux sociaux le nom d'un médicament issu de la diabétologie, qui permettait de lutter contre Alzheimer, Parkinson et l'obésité. Il y a eu un joli raffut pendant quelques semaines et puis ça s'est calmé. Un feu de paille. Pourtant, ces médicaments issus de la diabétologie sont bien parmi les plus prometteurs à l'heure actuelle, pour lutter contre la maladie de Parkinson. Mais sur les réseaux sociaux, ce n'est qu'une information parmi les autres, la petite lueur d'espoir de la semaine. Avant la suivante, qui viendra nous l'espérons la semaine prochaine. Finalement, ce qui importe peut-être, ce n'est pas d'avoir la promesse d'un médicament dont nous suivrions ensemble le parcours depuis la préclinique jusqu'à l'arrivée dans les pharmacies. Ce qui compte, c'est ce petit shot d'adrénaline. Cet espoir fugace. Ce titre qui donne de l'espoir et qui met de bonne humeur pour la semaine.

Il reste que certains débordements me mettent en rogne. Comme cette histoire de vitamine B1 à haute dose. Aussi connue sous le nom de thiamine, c'est une vitamine qui se trouve en belle quantité dans les céréales complètes, les oléagineux et les œufs. Et qui, selon la théorie d'un neurologue italien, est capable de guérir la maladie de Parkinson. Des livres ont été dédiés à la question, des articles de magazines santé écrits sur le sujet, et des pages et sites web entièrement dévolus à la liste des aliments où cette vitamine était le plus concentrée. Et de là, très vite, bien sûr, la question « Où s'en procurer ? » et l'inévitable « Comment ça se fait que mon neurologue ne veuille pas m'en prescrire, cet incapable à la botte des labos ? » – parce qu'un espoir déçu renferme bien souvent le bourgeon d'une haine du système, qui s'alimentera du prochain échec d'un candidat médicament prometteur.

Je ne suis pas parti du principe que l'idée de cette vitamine B1 était farfelue, ni mauvaise, et comme pas mal d'articles vulgarisés sur le sujet m'avaient été transmis, je me suis rendu sur PubMed, le Google des sciences de la vie. J'ai tapé « thiamine » et « Parkinson », limitant ma recherche aux essais cliniques, donc menés chez l'humain. Un seul article, datant de 2016. Une étude de cas menée par le neurologue italien, qui dit avoir traité dix patients, qui ont connu une forte amélioration de leurs symptômes par le traitement. Oui, mais dix patients ! Et sans patients traités par un placebo... La conclusion de l'article est, comme je m'y attendais, qu'il faudrait répéter l'essai avec plus de patients et un groupe traité par du placebo afin de mesurer ce qui s'appelle aujourd'hui « l'effet contextuel » (anciennement « effet placebo »). Et depuis, pas d'essai de plus grande ampleur, pas d'essai clinique plus large, en huit ans... J'ai fait une deuxième tentative, en me disant que peut-être les recherches n'avaient pas encore été publiées, ou que les essais cliniques étaient toujours en cours : j'ai fureté sur clinicaltrials.gov, la base de données où sont déclarés tous les essais cliniques, ceux qui sont menés légalement du moins. Et là, rien. *Nada*, que dalle, cacahuète. Je m'y attendais encore, mais j'étais un peu déçu : d'habitude, il faut au moins une étude avec un résultat mitigé pour enflammer le web. Là, la rumeur s'appuyait globalement sur des résultats chez la souris. Or, entre la première souris et l'être humain, il y a un pas, et plus de neuf médicaments testés sur dix voient leur développement stoppé en cours de route. Et pour cause, nous ne sommes pas des souris.

« Mais alors avec quoi faut-il se soigner ? Que faut-il manger ? Quel sport faut-il pratiquer ? Où et comment mener "mes propres recherches" ? Puisque mon médecin, pendant notre consultation bisannuelle de quinze minutes, ne me dit pas comment guérir… »

Ma réponse risque de décevoir.

Le meilleur endroit pour trouver des informations à jour et fiables, ça n'est pas sur le blog du Pr Spaghetti, pas sur le blog ReveillezVousLesMoutons.com, pas sur les réseaux sociaux… Ce que je dis manque violemment d'originalité et de sensationnel, mais c'est sur le site de France Parkinson qu'il faut aller. C'est l'un des grands rôles de cette association d'envergure nationale dédiée à la lutte contre la maladie et au soutien des malades : se tenir au courant des avancées de la recherche et les rendre accessibles aux malades.

Cela ne semble pas révolutionnaire et pourtant, combien d'entre nous commencent par là ? Combien d'entre nous vont naviguer sur ce site, tout court ? Pas une majorité, c'est certain. Je ne vais pas vous faire le plan de leur site web ni même vous faire le top 10 des informations utiles qui y figurent, en vous indiquant que « la numéro 9 va vous scotcher ! ».

Mais si cette source d'information manque de piquant à votre goût, si vous pensez que les recommandations qui y figurent sont vues et revues et qu'elles ne vous ont jamais aidé le moins du monde, je vous encourage à faire le petit test ci-après. Rendez-vous sur le site de France Parkinson, dans les rubriques suivantes : « Alimentation », « Activité physique » et « Gestion des médicaments ». Notez bien les recommandations afférentes. Une par ligne, en prenant soin de laisser une marge. Ensuite, cochez d'une première couleur celles que vous connaissiez déjà. Puis d'une autre couleur celles que vous appliquez effectivement… Vous vous rendrez compte de la marge que vous possédez en matière d'actions pour améliorer votre quotidien. Il est possible que pour chaque ligne ou presque vous ayez une « bonne raison » de ne pas appliquer la recommandation. Alors il vous faudra de l'aide, celle d'un kiné, d'un médecin, de votre neurologue le cas échéant, pour vous permettre de trouver des solutions. Pour que vous puissiez appliquer les recommandations en les adaptant au mieux à vos difficultés, à votre cas particulier, à votre âge, sachant que l'âge médian de diagnostic est aujourd'hui de 58 ans[24]…

24. Chiffres consultables sur le site de l'Institut Pasteur : https://www.pasteur.fr/fr/centre-medical/fiches-maladies/parkinson.

L'espoir, c'est continuer à se battre et à agir. Depuis mon retour de la Loire 725, difficile de retrouver la forme. J'ai même acheté ma première canne de marche, à 35 ans ! Il y a de quoi déprimer. Heureusement, aujourd'hui, je suis porté par la perspective du traitement. Les résultats de nos expériences sont excellents, alors je poursuis mon travail acharné, les défis pour la communication, comme un acrobate se laisse tomber d'un trapèze en faisant confiance au filet que son équipe est en train de finir de tendre au-dessous. Je travaille sur le projet, l'équivalent de deux temps pleins par semaine, et je voyage pour œuvrer à son développement : Paris, Bruxelles, Stockholm, Bordeaux… Je garde un maximum d'activité physique et sportive, un peu plus adaptée au niveau du rythme et de l'intensité, évitant les efforts de plus de deux heures d'affilée pour ne pas m'épuiser, je me couche tôt et loin de mon téléphone pour ne pas être tenté en pleine nuit de regarder un écran lorsque je me réveille, et je consomme le moins possible de sucre raffiné et d'alcool, moi qui suis amateur de bon vin. Le sort n'aurait pas pu imaginer pire punition…

D'ailleurs, plus qu'une punition, c'est parfois une règle difficile à appliquer dans mon quotidien de chef d'entreprise. Les gens qui me connaissent ou avec qui je discute de vin quelques minutes cernent rapidement ma passion pour le sujet. À deux doigts de m'inviter à en parler un mercredi soir avec « François Pignon » au prochain dîner de c… Alors lorsque je me résigne à refuser du vin, avec des investisseurs ou des partenaires, il me faut me justifier, et expliquer pourquoi je vais devoir trinquer à l'eau. Il m'arrive assez souvent de transgresser cette règle et de trinquer avec du jus de raisin fermenté, je vous le dis tout net.

Ce fut le cas en septembre 2024, en allant porter une note de synthèse médico-économique sur le remboursement du sport sur ordonnance dans la maladie de Parkinson à un député de la Loire. Nous avions rendez-vous pour déjeuner à l'Assemblée nationale, avec mes Parkipotes de Roanne. C'était leur député et aussi manifestement leur ami, tous se connaissaient bien et pour ma part j'étais assez enthousiaste à l'idée de cette discussion. L'homme a trois ans de moins que moi, très très jeune donc, avec à son actif, en matière de projets de textes portés ou défendus, exclusivement des dossiers relatifs au handicap et à l'inclusion.

Si le contexte actuel n'est pas favorable à une quelconque forme d'augmentation des dépenses, quand bien même elle aboutirait sur des économies substantielles[25], le député nous a donné une idée pour arriver à faire porter notre projet, en s'appuyant sur le réseau d'adhérents de France Parkinson pour aller toquer à la porte d'un maximum de députés et leur demander de s'engager à le signer lorsqu'il serait soumis au vote. Le projet est aujourd'hui en cours, impossible de dire si ça aboutira ou pas.

Je rêve par ailleurs de plus d'inclusion… La société s'oriente dans ce sens, c'est souhaitable, et louable. J'espère qu'il restera quelque chose du bel élan que l'on a

25. Voir la note de synthèse en annexe 3 p. 197.

pu observer pendant les Paralympiques de Paris 2024… qui n'a pas été très visible pour la maladie de Parkinson, il faut bien le dire. À ma connaissance, il n'y a eu qu'un seul athlète malade de Parkinson engagé au titre de ce handicap à ces Jeux paralympiques, Todd Vogt, un Américain de 50 ans qui a terminé septième au para aviron double mixte, avec sa coéquipière, Saige Harper. C'est bien peu. Pour comprendre cette quasi-invisibilité de la maladie de Parkinson dans le milieu paralympique, je me suis inscrit depuis au processus de détection de futurs athlètes para, intitulé « La Relève », une action de détection engagée par le Comité paralympique pour trouver les futurs athlètes handisport pour les Jeux de 2028 à Los Angeles. Les deux discussions qu'il m'a été donné d'avoir avec ce comité de sélection m'ont permis de mieux comprendre pourquoi Parkinson est aussi peu représenté aux Paralympiques : il y a trop de variations de l'état de forme durant la journée ! La même personne peut avoir beaucoup de mal à extraire son mouchoir d'une poche de veste l'instant d'avant, et puis courir 5 km à bloc immédiatement après. Comment rendre la course équitable vis-à-vis d'un concurrent qui n'aurait qu'un seul bras ? Toujours est-il que cela nous interdit l'accès au sport de haut niveau, ce qui n'aide pas à se servir du sport pour communiquer…

Heureusement, la Fédération française de canoë-kayak m'apporte une aide précieuse dans ce domaine également, en relayant les récits de mes défis, mes publications aussi parfois, ou en m'invitant à donner des webinaires sur la pratique du kayak avec la maladie de Parkinson, à destination de ses moniteurs. En octobre 2024, j'ai été invité lors du festival Oëk'up : six jours de championnats et de festivités autour des sports de pagaie à Vaires-sur-Marne, sur les bassins olympiques, à parler de mon vécu lors de la Loire 725. Avec, en toile de fond, le rôle du sport pour prendre en charge la maladie de Parkinson et tenter d'en ralentir la progression, le temps qu'un traitement efficace arrive enfin pour changer la donne.

L'espoir, c'est le traitement, c'est ce médicament qu'on développe, parmi tous ceux que d'autres développent de leur côté… Peut-être que l'une des molécules parmi la dizaine en phase d'essai d'efficacité chez l'humain montrera son potentiel à faire régresser la saloperie. Antitussifs, antidiabétiques, dispositifs médicaux à infrarouge, peptides, anticorps, thérapies cellulaires, et même des médicaments initialement prévus pour soigner des leucémies… La recherche clinique est très dynamique, et en étudiant la littérature scientifique actuelle, j'ai l'intime conviction que les médicaments en cours de test chez l'humain tapent tout près de la cible.

Grâce aux données générées dans les laboratoires marseillais, mon brevet provisoire a pu être transformé en brevet régulier, déposé en novembre 2023, et repris sous forme de texte définitif en août 2024, quelques semaines avant sa publication sur les bases de données en ligne. C'est à la fois un processus long, très administratif, et très stratégique pour le développement de notre médicament et de notre entreprise. Nous essuyons les plâtres, mais n'avons pas le droit à l'erreur, ce qui nous pousse à nous entourer des meilleurs experts. Mais la priorité absolue est que si notre candidat a un rôle à jouer dans la prise en charge de la maladie, brevet ou pas, il ira au bout, jusque dans les pharmacies. Et ça, c'est acté et ancré dans l'esprit de chacun des associés de CXS Therapeutics.

Pour ce traitement expérimental, il me serait d'ailleurs totalement impossible de déposer le brevet régulier aujourd'hui, tant il y a d'articles scientifiques qui viennent corroborer nos théories. Ce qui n'empêche pas nombre d'experts de rester très sceptiques quant à nos chances de succès. Ça fait une bonne moyenne, avec moi qui suis très optimiste, et donc très impatient de pouvoir lancer un essai clinique avec « zéro-trois », qui est notre combinaison de médicaments. Il était important d'utiliser un nom de code, pour conserver l'anonymat des deux principes actifs qui entrent dans sa composition tant que le brevet n'était pas publié, pour éviter de divulguer des informations qui auraient pu mettre à mal le projet. Tant et si bien que c'est resté, et que nous l'appelons toujours comme ça entre collaborateurs.

Pour CXS Therapeutics, c'est le baptême du feu. Nous sommes en train de porter un projet extrêmement ambitieux. Un médicament basé sur des molécules connues, en direction des essais cliniques, avec l'espoir fou de peut-être détenir la solution à un mal à ce jour incurable.

Pour la nouvelle boîte qui va porter les essais cliniques de notre traitement, jusqu'à ce qu'un laboratoire le rachète, nous avons choisi un nom plein de sens, Sappiens, ou « Science Against Parkinson's Pharmaceutical Innovation Enhancing Neuron

Survival » (en français : la science contre Parkinson, innovation pharmacologique améliorant la survie neuronale). Une structure à monter, financée par une nouvelle levée de fonds de 1 « petit » million d'euros, menée avec succès à la fin de l'année 2024.

J'assiste aussi à un très gros congrès de *partnering* (un *speed dating* d'entreprises sur trois jours) à Stockholm, le BIO-Europe, afin de présenter l'entreprise et de revenir avec des idées nouvelles pour la faire progresser, et la développer. À ce titre-là, ce voyage est un franc succès : je peux envisager une accélération de quasiment deux ans du développement du médicament grâce à une voie réglementaire spéciale, aujourd'hui possible sur le sol américain… Espérons que l'Agence européenne du médicament leur emboîte le pas ! La suite, les prochains mois et années, vont être passionnants à vivre, autant que déterminants pour l'entreprise et les patients.

Et si on arrivait, nous, à mettre un terme à la maladie de Parkinson ? C'est un peu trop gros, non ? Difficile à croire. C'est inimaginable, mais c'est bien ce qu'on tente de réaliser. Étape après étape, c'est clairement l'ambition affichée, c'est ce qu'on essaie de faire jour après jour. C'est énorme, ça file le tournis. C'est un peu comme être à une foire, un billet de tombola dans la poche. Et se figurer au moment du tirage au sort qu'on pourrait bien être le gagnant, qu'on pourrait être celui qui repart avec le gros lot. Être venu, avoir passé une super journée et repartir avec le beau barbecue dernière génération, qui permettrait qui plus est de nourrir tout le village. De l'aider à survivre.

Je n'ai pas envie de me bercer d'illusions, encore moins de faire de fausses promesses aux malades et à leurs proches. Mais si je n'y croyais pas un minimum, eh bien, je n'essaierais même pas. Si j'ai pris ce ticket de tombola, c'est que j'ai accepté d'y croire, de tenter ma chance, malgré la petite voix dans ma tête qui me demande pour qui je me prends, moi qui ne connais même pas bien les règles du jeu... Mais à voir que tous s'intéressent au même carnet de tickets, à voir que tout porte à croire que le ticket gagnant est dans cette souche-là, celle des médicaments de diabéto repositionnés, cela donne l'espoir que cela peut être mon ticket qui va être tiré au sort, mon numéro. Cela donne envie de tendre l'oreille, de savoir si c'est lui qui va sortir, finalement, cela pousse à commencer à y croire sérieusement.

Et le jour où le traitement existera ? Le mien ou un autre, d'ailleurs... Cela sonne comme une mise à la retraite... Qu'est-ce que je ferai ? Est-ce que je vais arrêter mes bêtises ? Est-ce que je vais cesser de faire des courses de kayak de plusieurs jours, de me mettre dans des états pas possibles pour faire connaître la maladie et en particulier sa forme juvénile ? Est-ce que je vais arrêter de sillonner la France pour assister ou participer à des colloques, à des réunions d'associations de patients ? Honnêtement, je ne sais pas. Je commencerai par prendre des vacances, ça, c'est sûr. Et puis après, oui, certainement me calmer un petit peu, quitter ce rythme effréné, fou, intenable parfois. Pour un temps au moins.

Tout reste à écrire, et nous ne manquerons pas de travail. Parce que je sais qu'il y aura toujours des millions de patients qui souffrent d'autres maladies neurologiques incurables, qui attendent des solutions et que pour eux, il faudra s'y remettre, exercer notre méthodologie, chercher des solutions, chercher quels médicaments existent peut-être déjà et pourraient les soulager… et peut-être gagner le droit d'être fiers de ce que nous aurons fait de notre temps. Et je sais que ça suffira pour continuer d'avancer. *Pendant que je le peux encore.*

REMERCIEMENTS

Ce livre n'aurait pas pu exister sans l'implication de Nicolas Merlet et Emmanuelle Ribes, le duo de choc grâce à qui j'ai pu rencontrer Florence Gazel de Rochegonde, chez Leduc. Un immense merci à Margot Tocanne, pour sa bienveillance, son enthousiasme et son professionnalisme, c'était un bonheur de travailler avec toi à l'écriture de ce livre.

Et puisqu'on parle de livre, il en faudrait un autre rien que pour rendre justice à celles et ceux qui m'ont permis d'être qui je suis et de réaliser ce qui est en train de prendre forme.

Des personnes qui ont choisi de me croire capable d'aller au bout, ou tout du moins assez fou pour tenter d'y parvenir, et qui m'ont offert des mots, des chemins, ouvert des portes, accordé du temps et prêté du matériel. Sans y réfléchir, sans rien peser ni attendre, « mes Auvergnats » selon Brassens.

À toutes et tous, je ne veux pas vous dire merci, je ne veux pas rompre ce lien. À la place et pour vous exprimer ma gratitude, je vais tenter de me montrer digne de cette amitié par les actes, en allant au bout de l'aventure.

ANNEXES

1. Article sur les liens entre glyphosate et Parkinson sur le site de France Parkinson CP_FranceParkinson_13102023[37]

2. Note de synthèse sur la prise en charge du sport dans le cadre de la maladie de Parkinson 20240909 - Sport sur ordonnance dans la maladie de Parkinson

FRANCE PARKINSON

Communiqué de presse, *le 13 octobre 2023*

À l'heure du vote de la France concernant la prolongation d'autorisation du glyphosate proposée par la Commission européenne,
l'association France Parkinson plaide pour le principe de précaution !

La France a, en 2012, été le premier pays à reconnaître la maladie de Parkinson comme maladie professionnelle pour les agriculteurs et viticulteurs exposés aux pesticides.

Alors que l'État français doit aujourd'hui se prononcer sur la prolongation d'autorisation du glyphosate proposée par la Commission européenne, et ce pour une durée de dix ans, l'association France Parkinson alerte sur les présomptions qui pèsent sur cet herbicide et sa responsabilité supposée dans la maladie de Parkinson. Comme le réaffirment Bas Bloem et Tjitske Boonstra, respectivement professeur de neurologie et chercheuse en neurologie aux Pays-Bas, dans une tribune parue dans lemonde.fr d'hier : « Il existe aujourd'hui un faisceau de preuves scientifiques indiquant que le glyphosate est une cause possible de Parkinson… Une étude récente a montré que l'exposition au glyphosate était associée à des signes de lésions cérébrales, mesurées par un marqueur sanguin (« neurofilament à chaîne légère ») des lésions cérébrales des maladies de Parkinson et d'Alzheimer, entre autres. »

Si des études plus poussées demeurent nécessaires pour ajouter la molécule à la liste déjà longue des pesticides incriminés dans la maladie de Parkinson, le simple fait que cette corrélation apparaisse comme « biologiquement plausible » doit inciter notre gouvernement à appliquer le principe de précaution et à faire la lumière sur l'existence de ce lien.

Bas Bloem s'inquiète en effet du « manque de données » en la matière qui n'est, à tort, pas du tout abordé dans le dossier utilisé pour évaluer le glyphosate. De son côté, l'épidémiologiste Alexis Elbaz, directeur de recherche à l'Inserm, à l'origine des études ayant démontré une plus forte prévalence de la maladie dans les zones agricoles et viticoles (risque multiplié par plus de 2,5 chez les viticulteurs exposés aux pesticides), rejoint le neurologue néerlandais en regrettant que l'évaluation de la neurotoxicité dans les protocoles d'homologation de ces produits soit conduite dans un cadre scientifiquement inadéquat.

France Parkinson attend de la France qu'elle ne vote pas la prolongation d'autorisation du glyphosate compte tenu de la méfiance dont ce pesticide fait l'objet et espère qu'elle saura se doter des moyens nécessaires en vue de démontrer l'innocuité ou la nocivité de cette substance, ou d'autres, comme cela est fait pour les médicaments avant leur mise sur le marché.

Ce principe de précaution constitue un enjeu de santé publique majeur.

LA MALADIE DE PARKINSON ET LES AUTRES SYNDROMES PARKINSONIENS EN FRANCE

1 Français sur 50 sera touché au cours de son existence[4]

2e cause de handicap moteur chez l'adulte après les AVC

27 000 nouveaux cas par an, soit 1 cas toutes les 20 min[3]

2,5 fois plus de malades en 26 ans (1990-2016)[3]

- + de 270 000 personnes[1]
- + 30 % à horizon 2030[1]
- 2e maladie neurodégénérative après la maladie d'Alzheimer
- 20 % de personnes diagnostiquées avant 65 ans[1]

Contact :
Aurélie Camm Chapel
06 14 48 08 50
a.cammchapel@franceparkinson.fr

Notes

1. Données du dernier rapport d'Alexis Elbaz (Neurologue, Inserm, Centre de recherche en épidémiologie et santé des populations, Université Paris-Saclay, membre du comité scientifique de France Parkinson). Ces données doivent figurer prochainement sur le site de Santé publique France
2. https://sante.gouv.fr/soins-et-maladies/maladies/maladies-neurodegeneratives/article/la-maladie-de-parkinson
3. https://www.santepubliquefrance.fr/les-actualites/2018/maladie-de-parkinson-2-fois-plus-de-cas-en-25-ans
4. Estimation France Parkinson
5. *La maladie de Parkinson*, chapitre 18, 2015, p.2016
6. Enquête France Parkinson/FFMKR/URPS des masseurs-kinésithérapeutes des Pays de la Loire auprès de plus de 1 200 kinés – mars-mai 2022
7. OMS, OCDE 2016
8. data.drees.sante.gouv.fr
9. Démographie des kinésithérapeutes 2020 - Observatoire de la démographie du conseil national de l'orde des masseurs-kinésithérapeutes
10. Enquête France Parkinson auprès de plus de 1 600 personnes malades – sept-oct 2022

Sport sur ordonnance dans la maladie de Parkinson

Madame, Monsieur,

Affection neurodégénérative, **maladie chronique incurable**, la maladie de Parkinson se caractérise par des troubles du mouvement. Lenteur et difficultés de l'initiation du geste, tremblements de repos, rigidités musculaires et troubles de l'équilibre sont les principaux symptômes ressentis par les **300 000 Françaises et Français atteints**, ce qui fait de Parkinson la **deuxième maladie neuro-évolutive par le nombre après Alzheimer**.

L'OMS précise que la prévalence de **la maladie a doublé au cours des 25 dernières années**, et estime pour la seule année 2019, que « la maladie de Parkinson avait entraîné une charge de 5,8 millions d'années de vie ajustées sur l'incapacité, soit une augmentation de 81 % depuis 2000, et avait causé **329 000 décès, soit une augmentation de plus de 100 % depuis 2000** ». La maladie, considérée par beaucoup comme une pathologie du 3e âge, affecte des tranches d'âges de plus en plus jeunes. Les derniers chiffres font état d'une **démographie allant en rajeunissant, avec à ce jour 17 % de patients de moins de 50 ans**, et un diagnostic sur deux effectué avant l'âge de 58 ans, à un âge où une majorité de nos concitoyens exercent encore une activité professionnelle.

La maladie de Parkinson n'est pas une maladie génétique. La génétique est certes impliquée dans le développement de la pathologie, mais uniquement au titre de facteur de risque. Les causes sont donc à chercher au sein de nos **habitudes de vie et de notre exposition à certains toxiques**. La maladie de Parkinson est reconnue comme maladie professionnelle notamment dans le milieu agricole, ce qui a motivé France Parkinson à s'engager dans la lutte contre le renouvellement de l'autorisation du glyphosate en France. La prolongation de l'autorisation d'utilisation de ce pesticide en particulier constitue une défaite pour la santé de tous, avec des répercussions médico-économiques pour des décennies.

Pour notre système de santé, la maladie de Parkinson est un fardeau considérable, affectant la qualité de vie et fortement invalidante à terme. Le coût socio-économique est important : en France, **les dépenses de santé annuelles dues à la maladie de Parkinson atteignent 1,14 milliard d'euros** (dont 162 millions d'euros de médicaments et 199 millions d'euros de coûts d'hospitalisation). Ces dépenses sont vouées à augmenter avec le vieillissement de la population et la hausse de l'incidence de la maladie chez les moins de 50 ans. Si nous ne disposons pas de chiffres précis du nombre d'arrêts maladie longue durée et d'incapacités temporaires ou définitives au travail, pour la France, une étude hollandaise parue début septembre montre que le coût annuel moyen d'un patient pour la société a été largement sous-estimé jusqu'ici, et se porte à plus de 20 000 euros par patient par an. Dans ces 20 000 euros, moins de la moitié concerne des dépenses de santé, et 37 % revient à la baisse de productivité. La maladie de Parkinson est une maladie incurable, et les patients, une fois devenus dépendants, sont donc à charge pour le restant de leur vie.

En effet, les médicaments **actuellement indiqués** dans la maladie de Parkinson, comme pour les autres maladies neuro-évolutives, **n'en traitent que les symptômes**, et non les causes. Ils permettent de conserver un degré d'autonomie, et dans les premières années, de cacher la maladie au travail ou aux proches. Par la suite, la résurgence des symptômes fait de Parkinson une pathologie hautement stigmatisante, isolant le malade du monde professionnel et social. **Les traitements dont nous disposons aujourd'hui dans l'arsenal thérapeutique ne freinent pas la maladie** dans son inexorable évolution vers la perte progressive d'autonomie, et la dépendance.

Si les médicaments indiqués sont aujourd'hui impuissants à enrayer l'évolution de la maladie de Parkinson, **il existe un traitement non pharmacologique ayant fait ses preuves.** Un traitement qui a pourtant fait ses preuves par le truchement d'essais cliniques, de méta-analyses scientifiques, de publications dans des journaux médicaux à comité de relecture par des pairs, comme *Nature*, le *Lancet*, le *New England Journal of Medicine*. Un traitement déjà disponible pour administration, et recommandé pour utilisation par l'OMS, la HAS, les sociétés savantes. Un traitement qui a montré un regain de la fonctionnalité de 16 à 20 % des neurones touchés par Parkinson, après seulement un an de traitement, et un effet durable. Un traitement qui, au-delà de cet effet cellulaire, a montré une efficacité statistiquement significative de diminution du recours aux médicaments, de diminution des chutes, des hospitalisations, des arrêts de travail. Et ce traitement n'est pas remboursé.

Vous l'avez certainement deviné, il s'agit de l'activité physique. Elle peut aujourd'hui être prescrite, mais pas remboursée. Et il est nécessaire que cela change. Ce qui est en apparence une dépense entraînerait rapidement des économies substantielles. Dans une note technique intitulée « Maladie de Parkinson, une approche de santé publique », reprise par de nombreuses instances, **l'OMS précise que 1 euro investi dans l'activité physique génère 1,70 euros, soit près du double en bénéfices économiques**, ce qui vient s'ajouter aux bénéfices sociétaux et sanitaires, concrétisant s'il le fallait encore, le bien-fondé d'emmener nos concitoyens vers plus d'activité physique.

Car la problématique est bien là : il faut les emmener, il y a un besoin d'accompagnement vers le sport. Le sport est une question d'habitude, et à ce titre, l'augmentation des heures d'activité physique dans le système scolaire en réponse aux préconisations de la Cour des comptes en 2018 est une victoire pour tous. Le constat est plus sombre pour les adolescents et adultes n'ayant pas bénéficié de ces mesures. **Dans son étude de 2024, France Parkinson rapporte que « *plus de 17 % des personnes atteintes de Parkinson interrogées déclarent ne pas pratiquer d'activité physique depuis l'annonce de la maladie, et 30 % déclarent en faire moins.*** *Soit près d'une personne sur deux qui n'en fait pas, ou a réduit la durée de sa pratique.* » Or, le sport est une question d'habitude. Les études portant sur les stages de pratique intensive de sport dans la maladie de Parkinson le démontrent : les patients ayant bénéficié de tels dispositifs conservent durablement un niveau d'activité physique plus important, bien après la fin de l'accompagnement encadré. Dans une étude multinationale parue fin août, un consortium de chercheurs de quinze pays montre que parmi les facteurs influençant le niveau d'adoption de la pratique sportive dans la maladie de Parkinson, « des conseils en matière d'exercice lors des premières visites [...] étaient de forts prédicteurs de l'exercice ».

À l'heure où la maladie de Parkinson est en train de devenir un enjeu de santé publique, les États-Unis d'Amérique se sont déjà équipés d'un texte érigeant la pathologie en un enjeu national. Le National Plan to End Parkinson Act, ratifié par le président Biden restera-t-il une initiative isolée ? La France dispose de moyens humains, de réseaux d'expertise et d'accompagnement conséquents sur lesquels s'appuyer pour lutter. Environ 98 000 kinésithérapeutes recensés par l'Ordre, 500 Maisons Sport-Santé réparties sur l'ensemble du territoire, des associations de patients en maillage de proximité à même de faire circuler l'information et de mobiliser les patients.

Le remboursement du sport sur ordonnance dans la maladie de Parkinson en particulier peut constituer un pilote pour montrer les économies substantielles, que nous estimons à plusieurs centaines de millions d'euros annuels au regard des chiffres ici inclus, pour cette seule pathologie. Il est désormais urgent de prendre acte contre cette maladie, non seulement pour des raisons sanitaires richement étayées par la science, mais aussi pour endiguer l'augmentation des dépenses publiques à venir, prévue et chiffrée.

Note rédigée par le Dr Guillaume Brachet,

Chercheur en neurologie
Directeur de CXS Therapeutics
Adhérent de France Parkinson
Adhérent de l'Association groupant les parkinsoniens de la Loire
Malade de Parkinson

Assisté par Jean-Louis Dufloux, président de France Parkinson, Franck Raso, président de l'Association groupant les parkinsoniens de la Loire, Dominique Lapalue & Eliane Duperron, malades de Parkinson et bénévoles

Sources :

Évolution et coûts de la maladie de Parkinson en France et dans le monde https://www.santepubliquefrance.fr/les-actualites/2023/maladie-de-parkinson-quelle-evolution-entre-2016-et-2020)
https://sante.gouv.fr/soins-et-maladies/maladies/maladies-neurodegeneratives/article/la-maladie-de-parkinson
https://movementdisorders.onlinelibrary.wiley.com/doi/10.1002/mds.29995
https://iris.who.int/bitstream/handle/10665/355973/9789240050983-eng.pdf?sequence=1

Sport et maladie de Parkinson
https://www.ipsos.com/sites/default/files/ct/news/documents/2024-04/Barometre_Sport_Sante_Janvier_2024.pdf
https://www.franceparkinson.fr/activite-physique-et-maladie-de-parkinson/
https://www.nature.com/articles/s41531-024-00641-1
https://movementdisorders.onlinelibrary.wiley.com/doi/10.1002/mdc3.14197

Retrouvez aussi aux éditions Leduc :

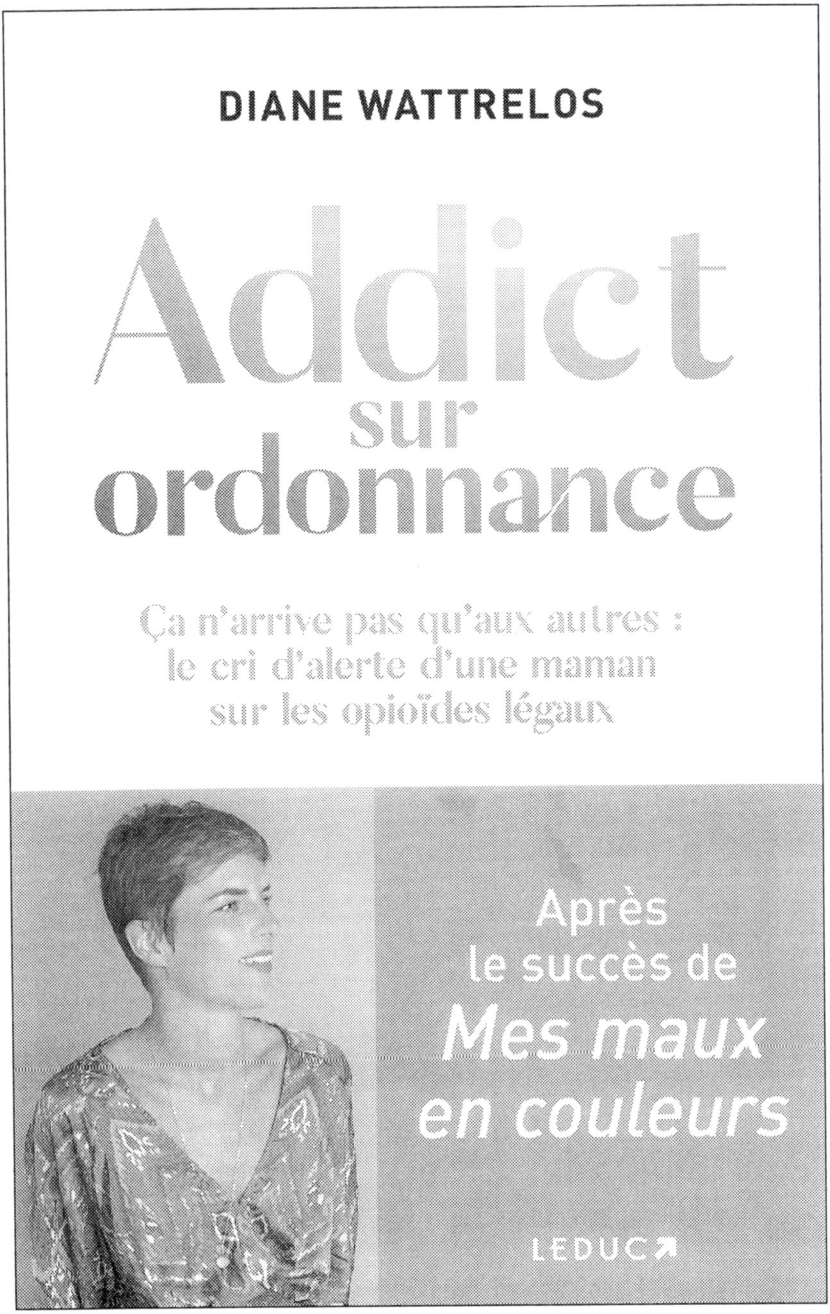

208 pages
19 €

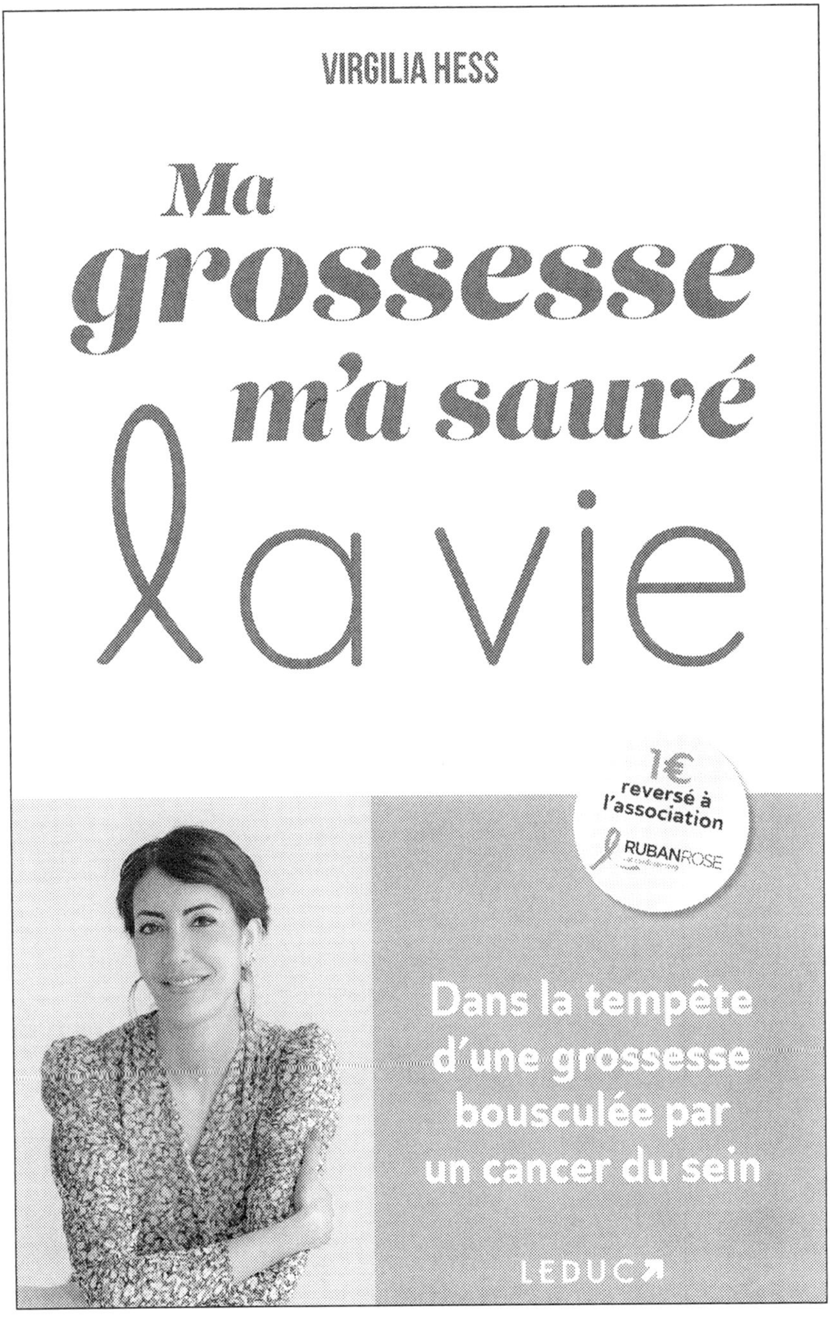
VIRGILIA HESS
Ma grossesse m'a sauvé la vie
1€ reversé à l'association
RUBANROSE
Dans la tempête d'une grossesse bousculée par un cancer du sein
LEDUC

208 pages
19 €

Cet ouvrage a été imprimé en utilisant des papiers composés de fibres naturelles, renouvelables, et fabriquées à partir de bois issus de forêts un système d'aménagement durable. En outre, les fournisseurs de papier s'inscrivent dans une démarche de certification environnementale reconnue.

Achevé d'imprimer sur Roto-Page en février 2025
par l'Imprimerie Floch
53100 Mayenne
Dépôt légal : mars 2025
N° d'impression : 106528

Imprimé en France